医学・医療を学ぶ学生のための

骨学実習書

松尾 拓哉 著

時潮社

まえがき

　近年、医学、歯学のみならず、医療専門職を目ざす大学・専門学校において人体の構造を扱う学問分野（解剖学や人体構造学など）を学ぶ機会が増している。人体の構造は、実に巧妙に精微につくられている。人体の組織・器官の立体的なつながりを学ぶことは、あらためて生命の尊厳について考える機会となり、学生の専門職を目ざす自覚を深めることができるきわめて有意義な学習の機会といえる。

　2016年3月に「医療を学ぶ学生のための解剖の手引き―モチベーションを上げる解剖実習―骨学実習・組織学総論実習・解剖学標本見学実習」を上梓した。その後、骨学実習のみを記述した本を出版してほしいとの医学部学生からの要望が高まり、あらためて「骨学実習書」を著すこととなった。

　本書は、医学・医療の専門職を目ざす学生が「骨学実習」を受講する際の手引き書として使用されることを想定している。本書に使用したイラストは、すべて近畿大学医学部所蔵の標本を観察・参照して作成した。実習の解説は、近畿大学医学部第1解剖学教室（谷村孝教授1978年～1998年在任）が学生教育のために作成した補助教材（骨学実習要項）を参考にした。

　「骨学実習書」では、標本観察の目安としてイラストを載せたが、人体各部位すべてを網羅はしていない。実習に臨んでは、本書を参考に骨標本のスケッチを描き、主な部位の名称や特徴を確認した後、写真や図譜の豊富な参考書を参照して、それぞれの部位の詳細な観察と確認を行っていただきたい。本書を通じて畏敬と驚嘆の念をもって人体について深く学ばれることを願っている。

　本書の内容について、ご意見・ご叱正をお寄せいただければ幸いである。終わりに、本書の出版にあたり種々ご尽力くださった、時潮社の相良智毅氏はじめ編集部のスタッフに厚く御礼申し上げる。

2019年1月

松 尾 拓 哉

目　　次

まえがき　*3*

1．骨学実習に際して ……………………………………………9

1.1　骨学実習の目的……………………………………………9

1.2　実習の準備と心得 …………………………………………9

1.3　人体骨格を使用する場合 …………………………………9

1.4　樹脂製模型を使用する場合 ………………………………*10*

1.5　準　備………………………………………………………*10*

1.6　用語の表記について ………………………………………*10*

1.7　学習区分 ……………………………………………………*11*

1.8　スケッチ ……………………………………………………*11*

1.9　観察の要点 …………………………………………………*11*

1.10　「ほねクイズ」について …………………………………*12*

2．全身の骨 ………………………………………………………*13*

2.1　人体各区分の骨 ……………………………………………*13*

①Axial skeleton, *Skeleton axiale*（軸骨格）*13*

1）Cranium, *Cranium*（頭蓋）*13*

2）Vertebral column, *Columna vertebralis*（脊柱）*13*

3）Thoracic skeleton, *Skeleton thoracis*（胸郭）*15*

②Appendicular skeleton, *Skeleton appendiculare*（付属肢骨格）*15*

1）Bones of upper limb, *Ossa membri superioris*（上肢骨）*15*

2）Bones of lower limb, *Ossa membri inferioris*（下肢骨）*16*

3．骨の観察 ………………………………………………………*17*

3.1　**Bones of trunk, *Ossa trunci*（体幹骨）**…………………*17*

①Vertebral column, *Columna vertebralis*（脊柱）*17*

②Vertebra, *Vertebra*（椎骨）*18*

a．Cervical vertebrae, *Vertebrae cervicales*（頸椎）*19*

b．Thoracic vertebrae, *Vertebrae thoracicae*（胸椎）*21*

c．Lumbar vertebrae, *Vertebrae lumbales*（腰椎）*22*

d．Sacrum, *Os sacrum*（仙骨）*24*

e．Coccyx, *Os coccygis*（尾骨）*25*

5

③Thoracic skeleton, *Skeleton thoracis*（胸郭） *26*

    ａ．Thoracic skeleton, *Skeleton thoracis*（胸郭） *26*

    ｂ．Ribs, *Costae*（肋骨） *27*

    ｃ．Sternum, *Sternum*（胸骨） *28*

3．2　Bones of upper limb, *Ossa membri superioris*（上肢骨）··············*30*

①Bones of pectoral girdle; shoulder girdle, *Cingulum pectorale; Cingulum membri superioris*（上肢帯） *30*

    ａ．Scapula, *Scapula*（肩甲骨） *30*

    ｂ．Clavicle, *Clavicula*（鎖骨） *32*

②Bones of free part of upper limb, *Skeleton pars libera membri superioris*（自由上肢骨） *34*

    ａ．Humerus, *Humerus*（上腕骨） *34*

    ｂ．Glenohumeral joint; shoulder joint, *Articulatio humeri; Articulatio glenohumeralis*（肩関節） *36*

    ｃ．Ulna, *Ulna*（尺骨） *36*

    ｄ．Radius, *Radius*（橈骨） *38*

    ｅ．Elbow joint, *Articulatio cubiti*（肘関節） *39*

    ｆ．Carpal bones, *Ossa carpi; Ossa carpalia*（手根骨） *39*

    ｇ．Metacarpals, *Ossa metacarpalia*（中手骨） *39*

    ｈ．Phalanges, *Ossa digitorum*（指骨） *41*

3．3　Bones of lower limb, *Ossa membri inferioris*（下肢骨）··············*41*

①Pelvic girdle, *Cingulum pelvicum; Cingulum membri inferioris*（下肢帯） *41*

    ａ．Hip bone, *Os coxae*（寛骨） *41*

    ｂ．Pelvis, *Pelvis*（骨盤） *44*

②Bones of free part of lower limb, *Skeleton pars libera membri inferioris*（自由下肢骨） *46*

    ａ．Femur; thigh bone, *Femur; Os femoris*（大腿骨） *46*

    ｂ．Hip joint, *Articulatio coxae; Articulatio coxofemoralis*（股関節） *47*

    ｃ．Patella, *Patella*（膝蓋骨） *48*

    ｄ．Tibia, *Tibia*（脛骨） *50*

    ｅ．Fibula, *Fibula*（腓骨） *52*

    ｆ．Knee joint, *Articulatio genus*（膝関節） *52*

    ｇ．Tarsal bones, *Ossa tarsi; Ossa tarsalia*（足根骨） *54*

    ｈ．Metatarsals, *Ossa metatarsalia*（中足骨） *55*

    ｉ．Phalanges, *Ossa digitorum*（趾骨） *55*

3．4　**Cranium; bones of cranium, *Ossa cranii; Cranium*（頭蓋）**··············*56*

①Cranium; bones of cranium, *Ossa cranii; Cranium*（頭蓋） *56*

②Calvaria, *Calvaria*（頭蓋冠）*58*

　　ａ．Outer surface of calvaria（頭蓋冠外面）*58*

　　ｂ．Inner surface of calvaria（頭蓋冠内面）*59*

③Internal surface of cranial base, *Basis cranii interna*（内頭蓋底）*60*

　　ａ．Anterior cranial fossa, *Fossa cranii anterior*（前頭蓋窩）*61*

　　ｂ．Middle cranial fossa, *Fossa cranii media*（中頭蓋窩）*61*

　　ｃ．Posterior cranial fossa, *Fossa cranii posterior*（後頭蓋窩）*62*

④External surface of cranial base, *Basis cranii externa*（外頭蓋底）*62*

⑤Neurocranium; brain box, *Neurocranium*（神経頭蓋；脳頭蓋）*64*

　　ａ．Individual cranial bones（個々の神経頭蓋骨）*64*

⑥Viscerocranium; facial skeleton, *Viscerocranium*（内臓頭蓋；顔面頭蓋）*72*

　　ａ．Individual facial bones（個々の内臓頭蓋骨）*72*

　　ｂ．Orbit, *Orbita*（眼窩）*83*

　　ｃ．Bony nasal cavity, *Cavitas nasalis ossea*（鼻腔）*85*

　　ｄ．Paranasal sinuses, *Sinus paranasales*（副鼻腔）*86*

　　ｅ．Bony palate, *Palatum osseum*（骨口蓋）*88*

　　ｆ．Zygomatic arch, *Arcus zygomaticus*（頬骨弓）*89*

　　ｇ．Temporal, infratemporal and pterygopalatine fossa,
　　　　Fossa temporalis, Fossa infratemporalis et fossa pterygopalatina
　　　　（側頭窩、側頭下窩および翼口蓋窩）*90*

【資　料】　人体概観 ……………………………………………………………………………*92*

　　　　　　１．方向と位置を示す用語 *92*

　　　　　　２．人体の区分と部位 *94*

【参考図書】 *95*

【日本語索引】 *96*

【英語索引】 *105*

【ラテン語索引】 *114*

【ほねクイズ解答】 *123*

1．骨学実習に際して

1．1　骨学実習の目的

　人体構造の基本は骨格である。骨格は個々の骨があってその骨に筋や軟部組織が付着し、さらに血管と神経が加わって、ひとつの生体の骨となり、それらが構成されてひとつの個体ができる。人の身体を視診や触診する際の基本となる。さらにX線写真に投影された骨あるいはコンピューターによる画像を観察・分析する際、それらの像内に映る骨をもとに病像の位置や大きさを推定することは、的確な診断を行うための基礎である。医学の第一歩として骨格およびそれぞれの骨についての形態と機能を学ぶ。

1．2　実習の準備と心得

　参考書、図譜および本書をよく読み予習を十分に行う。実習にあたっては指導書のみに頼るのではなく、参考書や図譜を常に十分に利用する。主要な骨については、骨名は、和名のみならず英語名も学習する。術語については、いたずらに暗記するのではなく、意味をよく理解して自然に身につくような学習を心掛ける。

1．3　人体骨格を使用する場合（共用の人体骨格模型を含む）

　遺骨を提供された故人に敬意を表し、謙虚な態度で実習に臨む。いかなる小部分といえども、実習室以外に持ち出してはならない。人体全身骨分解模型の骨は、それぞれ個人ひとりに由来する。したがって骨の一部を紛失することや、他の箱の骨と混合してはならない。骨は脱脂されているので一般的にもろくなっている。慎重に取り扱い、落したり、また薄い部分（とくに顔面など）を不注意につまんだり、つっついたりしない。小孔については馬の尾毛を通してどこに通じるかを確かめる。鉛筆などでつついてはならない。展示標本は所定の場所で観察し、みだりに動かしてはならない。

1．4　樹脂製模型を使用する場合（共用の樹脂製人体骨格模型を含む）

　いかなる小部分といえども実習室以外に持ち出してはならない。人体全身骨分解模型の骨は、一人分の個体に相当する。したがって骨の一部を紛失することや、他の箱の骨と混合してはならない。小孔については馬の尾毛を通してどこに通じるかを確かめる。鉛筆などでつついてはならない。展示標本は所定の場所で観察し、みだりに動かしてはならない。

1．5　準　備

各自で準備するもの
- ・図の豊富な解剖学の参考書
- ・ノートとスケッチ用鉛筆
- ・拡大鏡
- ・懐中電燈

実習室に準備されているもの
- ・骨標本（人体骨格模型、人体全身骨分解模型）※
- ・巻尺、分度器、馬の尾毛、ハンマー
- ※本書では、人体骨格模型を10人から20人の共用、人体全身骨分解模型は、1人あるいは2人で観察することを前提としている。人体骨格模型と人体全身骨分解模型の両方を準備できない場合は、そのいずれかを共用で使用して実習を行っても良い。また、それぞれの模型は樹脂製であっても学習の妨げにはならない。

1．6　用語の表記について

　解説文における解剖学用語は、英語・ラテン語・日本語の順で記載し、ラテン語は、英語と区別を行うためにイタリック表記を用いた。
　また、図版中における部位を示す名称は、英語のみを記載した。
　同義語は「；」の後ろに併記している。
　解剖学用語は、原則として『解剖学用語　改訂13版』（日本解剖学会監修、解剖学用語委員会編集、2007年）に準拠した。

1．7　学習区分

Bones of trunk, *Ossa trunci*（体幹骨）

Bones of upper limb, *Ossa membri superioris*（上肢骨）

Bones of lower limb, *Ossa membri inferioris*（下肢骨）

Bones of head, *Neurocranium*（脳頭蓋骨）

Bones of face, *Viscerocranium*（顔面頭蓋骨）

1．8　スケッチ

スケッチ用ノートにスケッチを行う。

1．9　観察の要点

　常にからだ全体を考えて各骨の役割を把握する。個々の骨が生体でどの部位に存在しているかを確かめ、また支柱としてどのように個体の形態を維持しているかを考察するために、常に全身の骨格図譜を参照することが望まれる。とくに生体の外表観察で触れられるところを明らかにすることは重要である。それらのものは人類学的計測点であり、また病変記載の重要な指標となる。なお、内臓や脳髄の保護器官としての骨格の役割も学習する。

　受動的な運動器として運動時にどのような位置をとるかを考える。また隣接する骨との連結状況（広義の関節）を調べる。

　骨の構造を断面標本などで調べ、長骨や扁平骨などを比較検討する。また、骨の成分と機能との関係を考察する。造血器官としての骨髄はどのような骨のどの部分にみられるかを考える。

　個々の骨について、形、大きさ、重さなどの特徴を観察する。筋・靱帯の付着とか血管・神経の通路になる面、線、突出、窩（くぼみ）ないし孔などを調べ、それらの存在意義を考える。

　上下、前後、内外側を判断し、有対のものでは左右を判定する。左右差、個体差、性差、年齢差、人種差などを考察する。骨の発生、骨化とは何かを学習し、骨の発育を学習する。とくに長骨では骨端線の状況を観察する。

　骨の病変にはどのようなものがあるか。さらに骨の構造と機能を併せ考えて研究するのもよい。例えば骨折 fracture はどの部位に多いか、その解剖学的理由は何か、脱臼 luxation とはどのような状態を表わすか、などである。

1．骨学実習に際して　*11*

こまかい部位の名称は今直ちに暗記する必要はないが、すべての骨の名と個々の骨の主要部位、主要関節名は十分に学習する。

自身の体にあてはめ、できるだけ多くのスケッチをするよう心掛ける。その際、絵ではなく半模式的に描くよう努め、必ず主要部位の名称を書き加える。

必ず予習をし、実習に当たっては単に図譜との照合に終わってはならない。

1．10　「ほねクイズ」について

確認問題を「ほねクイズ」として記載している。各部位の観察を行った後に問題にチャレンジし、理解の度合いを確認していただきたい。

2. 全身の骨

2. 1　人体各区分の骨（図1）

①**Axial skeleton,** *Skeleton axiale*（軸骨格）

Trunk, *Truncus*（体幹）

1）Cranium, *Cranium*（頭蓋）

　（1）calvaria, *Calvaria*（頭蓋冠）

　（2）cranial base, *Basis cranii*（頭蓋底）

　Neurocranium; brain box, *Neurocranium*（脳頭蓋；神経頭蓋）

　（1）frontal bone, *Os frontale*（前頭骨）

　（2）occipital bone, *Os occipitale*（後頭骨）

　（3）temporal bone, *Os temporale*（側頭骨）

　（4）sphenoid; sphenoidal bone, *Os sphenoidale*（蝶形骨）

　（5）ethmoid; ethmoidal bone, *Os ethmoidale*（篩骨）

　Viscerocranium; facial skeleton, *Viscerocranium*（内臓頭蓋；顔面頭蓋）

　（1）lacrimal bone, *Os lacrimale*（涙骨）

　（2）nasal bone, *Os nasale*（鼻骨）

　（3）vomer, *Vomer*（鋤骨）

　（4）inferior nasal concha, *Concha nasalis inferior*（下鼻甲介）

　（5）palatine bone, *Os palatinum*（口蓋骨）

　（6）zygomatic bone, *Os zygomaticum*（頬骨）

　（7）maxilla, *Maxilla*（上顎骨）

　（8）mandible, *Mandibula*（下顎骨）

　（9）hyoid bone, *Os hyoideum*（舌骨）

2）Vertebral column, *Columna vertebralis*（脊柱）

　（1）cervical vertebrae, *Vertebrae cervicales*（頸椎）

　（2）thoracic vertebrae, *Vertebrae thoracicae*（胸椎）

　（3）lumbar vertebrae, *Vertebrae lumbales*（腰椎）

　（4）sacrum, *Os sacrum*（仙骨）

　（5）coccyx, *Os coccygis*（尾骨）

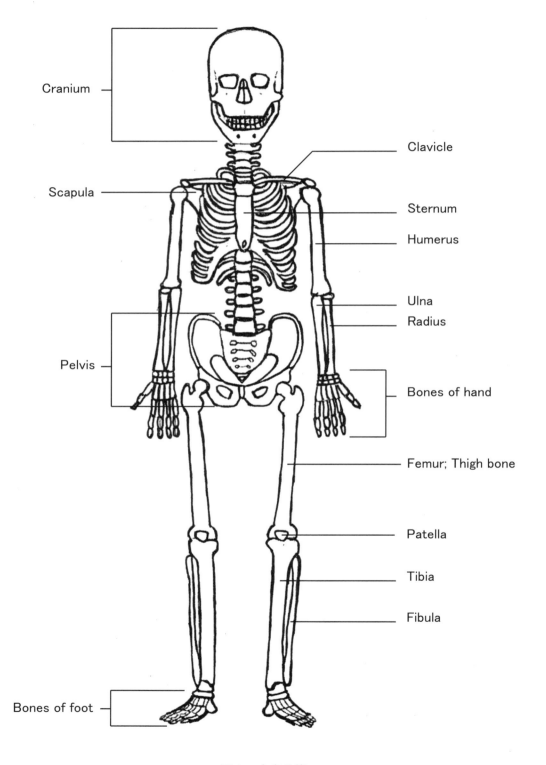

図1. 全身骨格

3）Thoracic skeleton, *Skeleton thoracis*（胸郭）

　（1）thoracic vertebrae, *Vertebrae thoracicae*（胸椎）

　（2）ribs［Ⅰ-Ⅻ］, *Costae［I-XII］*（肋骨［1-12］）

　（3）sternum, *Sternum*（胸骨）

　　（a）manubrium of sternum, *Manubrium sterni*（胸骨柄）

　　（b）body of sternum, *Corpus sterni*（胸骨体）

　　（c）xiphoid process, *Processus xiphoideus*（剣状突起）

②**Appendicular skeleton, *Skeleton appendiculare*（付属肢骨格）**

　1）Bones of upper limb, *Ossa membri superioris*（上肢骨）

　a．Pectoral girdle; shoulder girdle, *Cingulum pectorale; Cingulum membri superioris*（上肢帯）

　　（1）scapula, *Scapula*（肩甲骨）

　　（2）clavicle, *Clavicla*（鎖骨）

　b．Free part of upper limb, *Pars libera membri superioris*（自由上肢）

　・Arm, *Brachium*（上腕）

　　（1）humerus, *Humerus*（上腕骨）

　・Forearm, *Antebrachium*（前腕）

　　（1）radius, *Radius*（橈骨）

　　（2）ulna, *Ulna*（尺骨）

　・Hand, *Manus*（手）

　　（1）carpal bones, *Ossa carpi; Ossa carpalia*（手根骨）

　　（a）scaphoid, *Os scaphoideum*（舟状骨）

　　（b）lunate, *Os lunatum*（月状骨）

　　（c）triquetrum, *Os triquetrum*（三角骨）

　　（d）pisiform, *Os pisiforme*（豆状骨）

　　（e）trapezium, *Os trapezium*（大菱形骨）

　　（f）trapezoid, *Os trapezoideum*（小菱形骨）

　　（g）capitate, *Os capitatum*（有頭骨）

　　（h）hamate, *Os hamatum*（有鈎骨）

　　（2）metacarpals［Ⅰ-Ⅴ］, *Ossa metacarpi; Ossa metacarpalia［I-V］*（中手骨［1-5］）

　　（3）phalanges, *Ossa digitorum; Phalanges*（指骨；指節骨）

　　（a）proximal phalanx, *Phalanx proximalis*（基節骨）

2．全身の骨　15

（b）middle phalanx, *Phalanx media*（中節骨）

（c）distal phalanx, *Phalanx distalis*（末節骨）

2 ）Bones of lower limb, *Ossa membri inferioris*（下肢骨）

a ．Pelvic girdle, *Cingulum pelvicum; Cingulum membri inferioris*（下肢帯）

1 ）sacrum [sacral vertebrae I -V], *Os sacrum [Vertebrae sacrales I-V]*（仙骨；仙椎［1 - 5］）

2 ）hip bone; coxal bone; pelvic bone, *Os coxae*（寛骨）

b ．Free part of lower limb, *Pars libera membri inferioris*（自由下肢）

・Thigh, *Femur*（大腿）

1 ）femur; thigh bone, *Femur; Os femoris*（大腿骨）

2 ）patella, *Patella*（膝蓋骨）

・Leg, *Crus*（下腿）

（1 ）tibia, *Tibia*（脛骨）

（2 ）fibula, *Fibula*（腓骨）

・Foot, *Pes*（足）

（1 ）tarsal bones, *Ossa tarsi; Ossa tarsalia*（足根骨）

（a ）talus, *Talus*（距骨）

（b ）calcaneum, *Calcaneus*（踵骨）

（c ）navicular, *Os naviculare*（舟状骨）

（d ）medial cuneiform, *Os cuneiform mediale*（内側楔状骨）

（e ）intermediate cuneiform; middle cuneiform, *Os cuneiforme intermedium*（中間楔状骨）

（f ）lateral cuneiform, *Os cuneiforme laterale*（外側楔状骨）

（g ）cuboid, *Os cuboideum*（立方骨）

（2 ）metatarsals [I -V], *Ossa metatarsi; Ossa metatarsalia [I-V]*（中足骨［1 - 5］）

（3 ）phalanges, *Ossa digitorum; Phalanges*（趾骨）

（a ）proximal phalanx, *Phalanx proximalis*（基節骨）

（b ）middle phalanx, *Phalanx media*（中節骨）

（c ）distal phalanx, *Phalanx distalis*（末節骨）

3．骨の観察

3．1 Bones of trunk, *Ossa trunci*（体幹骨）

①Vertebral column, *Columna vertebralis*（脊柱）（図2）
・Vertebral column, *Columna vertebralis*（脊柱）を構成する vertebra, *Vertebra*（椎骨）の種類と個数を確認する。

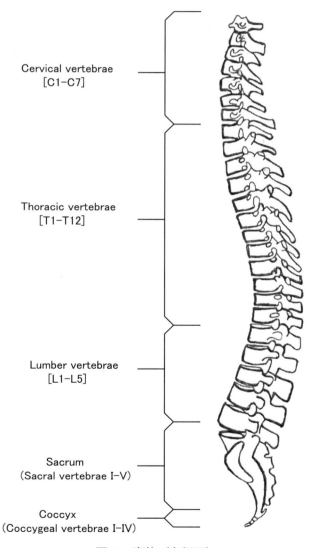

図2．脊柱（左側面）

- 個々の vertebra, *Vertebra*（椎骨）を順番に並べる。
- それぞれの vertebra, *Vertebra*（椎骨）の連結について、状態を観察する。
- Intervertebral disc, *Discus intervertebralis*（椎間円板）は、どれくらいの厚さをもつか考える。
- Vertebra, *Vertebra*（椎骨）の位置による差異を考える。
- 人体骨格模型も参照して vertebral column, *Columna vertebralis*（脊柱）の生理的彎曲（前彎：lordosis、後彎：kyphosis）を考察する。
- いろいろな姿勢をとる時に、脊柱の形がどのように変わるかについて考える。
- Spina bifida（二分脊椎）とは、どのような先天異常なのかを調べる。
- Scoliosis（病的彎曲、側彎症）とは、どのような病気なのかを調べる。

②Vertebra, *Vertebra*（椎骨）（図3）

- 任意の thoracic vertebra, *Vertebra thoracica*（胸椎）（Ⅴ～Ⅷがよい）を選び出し、vertebra, *Vertebra*（椎骨）の一般形状についてスケッチを行う。
- スケッチをもとに、次の部位を確認する。
  1) vertebral body, *Corpus vertebrae*（椎体）
  2) vertebral arch, *Arcus vertebrae*（椎弓）
  3) vertebral foramen, *Foramen vertebrale*（椎孔）
- Process, *Processus*（突起）の種類を調べ、それぞれの機能を考える。
- Vertebral body, *Corpus vertebrae*（椎体）の上下面が極めて粗である理由を考える。

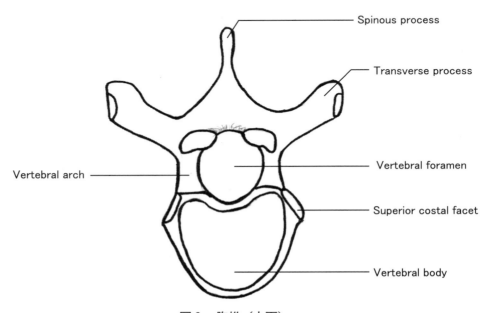

図3．胸椎（上面）

a．Cervical vertebrae, *Vertebrae cervicales*（頸椎）（図4、図5、図6）

- Cervical vertebrae, *Vertebrae cervicales*（頸椎）Ⅲ～Ⅵから一つを選び出し、thoracic vertebra, *Vertebra thoracica*（胸椎）との形態的な差について調べる（図4）。

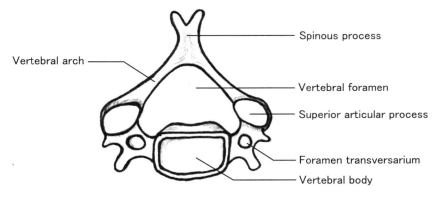

図4．頸椎（上面）

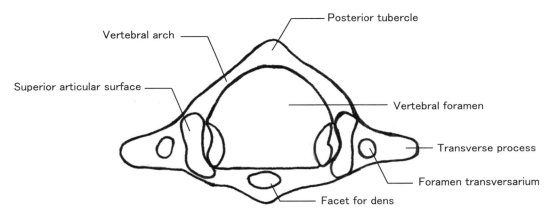

図5．環椎（第1頸椎、上面）

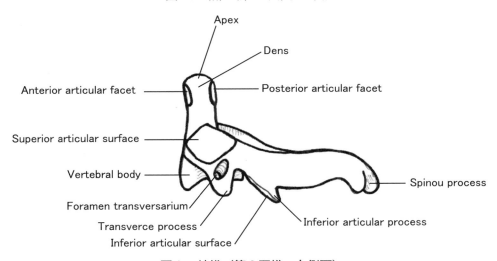

図6．軸椎（第2頸椎、左側面）

3．骨の観察　19

- Foramen transversarium, *Foramen transversarium*（横突孔）を通過するものについて考える。
- Atlas, *Atlas*（環椎）（図5）とaxis, *Axis*（軸椎）（図6）の特有の形状を観察し、bones of cranium, *Ossa cranii*（頭蓋骨）のoccipital bone, *Os occipitale*（後頭骨）の部位と連結させてその運動を観察する。
- Dens; odontoid process, *Dens axis*（歯突起）の発生学的な由来を考察する。
- Cervical vertebra Ⅶ, *Vertebra cervicalis Ⅶ*（頸椎Ⅶ）の spinous process, *Processus spinosus*（棘突起）は極めて長大である。その臨床的意義について考える。
- Cervical vertebra Ⅶ, *Vertebra cervicalis Ⅶ*（頸椎Ⅶ）の別名を調べる。
- cervical rib（頸肋）について調べる。

ほねクイズ・体幹 （答えは123ページ）

体幹－1　cervical vertebrae は、いくつの骨からなるか、個数を記せ

体幹－2　atlas の superior articular surface に接続する骨の名称とその部位の名称を記せ

体幹－3　dens は、どこの骨のどの部分が分離してできたかを記せ

体幹－4　foramen transversarium をもつ骨の名称を記せ

体幹－5　foramen transversarium を通過するものの名称をすべて記せ

体幹－6　cervical vertebra Ⅶ の別名を記せ

b．Thoracic vertebrae, *Vertebrae thoracicae*（胸椎）（図7、図8）

- Rib, *Costa*（肋骨）との関節面をみて rib, *Costa*（肋骨）を連結させてみる。
- Rib, *Costa*（肋骨）との関節部位を確かめる。
- Vertebral body, *Corpus vertebrae*（椎体）と spinous process, *Processus spinosus*（棘突起）の形が thoracic vertebrae, *Vertebrae thoracicae*（胸椎）のそれぞれの位置によって異なることを観察する。

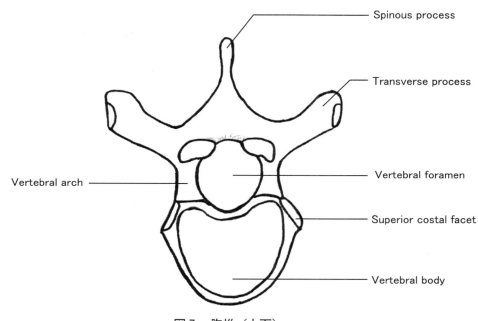

図7．胸椎（上面）

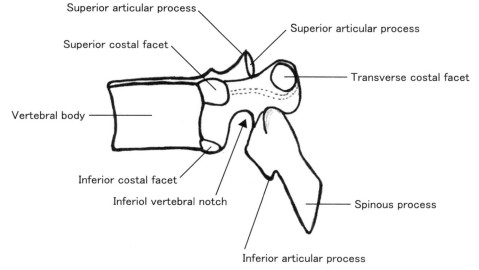

図8．胸椎（左側面）

c．Lumbar vertebrae, *Vertebrae lumbales*（腰椎）（図9）

- Thoracic vertebrae, *Vertebrae thoracicae*（胸椎）との違いを確認する。
- Processes, *Processus*（突起）について thoracic vertebrae, *Vertebrae thoracicae*（胸椎）と比較し、相違点をリストアップする。

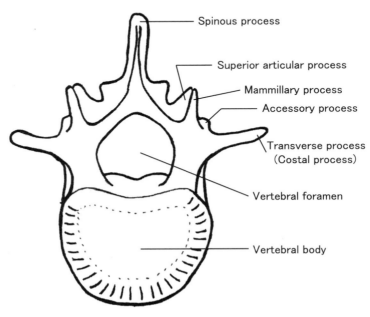

図9．腰椎（上面）

ほねクイズ・体幹 （答えは123ページ）

体幹－7　thoracic vertebrae は、いくつの骨からなるか、個数を記せ

体幹－8　superior costal facet・inferior costal facet をもつ骨の名称を記せ

体幹－9　superior costal facet・inferior costal facet と関節する骨の部位の名称を記せ

体幹－10　transverse costal facet をもつ骨の名称を記せ

体幹－11　transverse costal facet と関節する骨の部位の名称を記せ

体幹－12　thoracic vertebrae と ribs が関節する部位の名称をすべて記せ

体幹－13　lumbar vertebrae は、いくつの骨からなるか、個数を記せ

体幹－14　accessory process をもつ骨の名称を記せ

体幹－15　lumbar vertebrae がもつ突起の名称をすべて記せ

体幹－16　mammillary process をもつ骨の名称を記せ

体幹－17　vertebral foramen を通過するものの名称を記せ

3．骨の観察　23

d．Sacrum, *Os sacrum*（仙骨）（図10、図11）

- 5個の sacral vertebrae, *Vertebrae sacrales*（仙椎）がどのように癒合し、どのように変形したかを考える。
- Sacrum, *Os sacrum*（仙骨）全体をながめ、次の部位を観察する。
    1）promontory, *Promontorium*（岬角）
    2）median sacral crest, *Crista sacralis mediana*（正中仙骨稜）
    3）intermediate sacral crest, *Crista sacralis medialis*（中間仙骨稜）
    4）lateral sacral crest, *Crista sacralis lateralis*（外側仙骨稜）
    5）anterior sacral foramina, *Foramina sacralia anteriora*（前仙骨孔）
    6）posterior sacral foramina, *Foramina sacralia posteriora*（後仙骨孔）
- Lumbar vertebrae Ⅴ, *Vertebrae lumbales V*（腰椎5）の lumbarization, *Lumbarisatio*（仙骨化）ないし sacral vertebra Ⅰ, *Vertebra sacralis I*（仙椎1）の腰椎化、または coccygeal vertebra Ⅰ, *Vertebra coccygea I*（尾椎1）の sacrum, *Os sacrum*（仙骨）への癒合がしばしばみられる。
- 性別を判断する際の観察点をリストアップしてみよう。

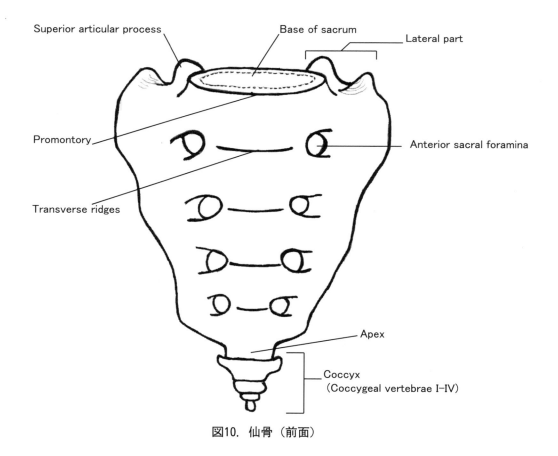

図10．仙骨（前面）

e．Coccyx, *Os coccygis*（尾骨）（図10、図11）

- Coccyx, *Os coccygis*（尾骨）は、何個の coccygeal vertebrae, *Vertebrae coccygeae*（尾椎）からできているかを確認する。

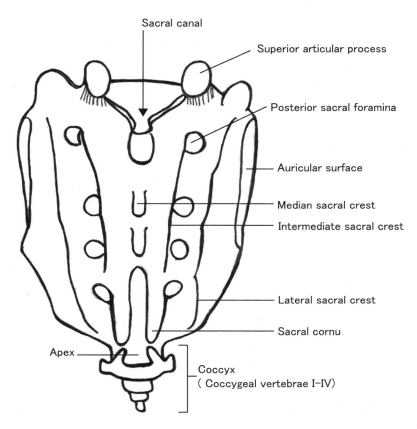

図11．仙骨（後面）

③Thoracic skeleton, *Skelton thoracis*（胸郭）

a．Thoracic skeleton, *Skelton thoracis*（胸郭）（図12）

・構成する骨の名称と部位を確認する。
・全体としてどんな形かを考える。
・特に側面からながめた像について考える。
・Costal cartilage, *Cartilago costalis*（肋軟骨）の Thoracic skeleton, *Skelton thoracis*（胸郭）形成における役割について人体骨格模型を用いて考える。
・Infrasternal angle; subcostal angle, *Angulus infrasternalis*（胸骨下角）の部位を確認する。
・呼吸による Thoracic skeleton, *Skelton thoracis*（胸郭）の変化を考える。
・RibⅠ, *Costa I*（第1肋骨）は、生体で外表から触れることは可能かどうかを考える。

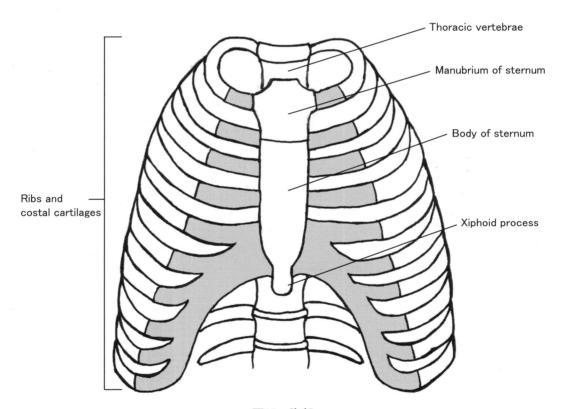

図12．胸郭

b．Ribs, *Costae*（肋骨）（図13、図14）

- Ribs, *Costae*（肋骨）（Ⅲ～Ⅹ）のなかから任意のribs, *Costae*（肋骨）を選び出し、上下、左右を確認する。
- Head, *Caput*（肋骨頭）、neck, *Collum*（肋骨頸）および、body, *Corpus*（肋骨体）を区別し、どのようにthoracic vertebra, *Vertebra thoracica*（胸椎）と連結するかを考える。
- RibⅠ, *CostaⅠ*（第1肋骨）（図13）、ribⅡ, *CostaⅡ*（第2肋骨）、ribⅨ, *CostaⅨ*（第9肋骨）（図14）、ribⅪ, *CostaⅪ*（第11肋骨）、ribⅫ, *CostaⅫ*（第12肋骨）の特異な形態を観察する。

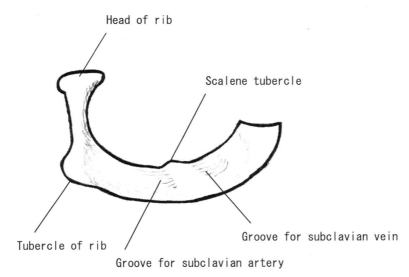

図13．右第1肋骨（上面）

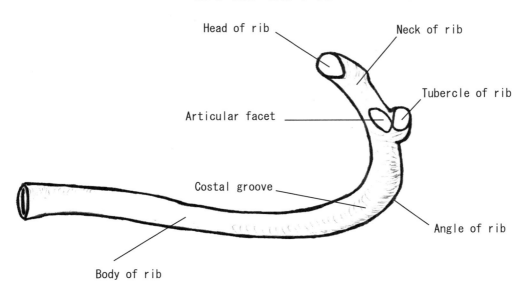

図14．右第9肋骨（上面）

3．骨の観察　27

- Ribs Ⅲ〜Ⅹ, *Costae III〜X*（第3から第10肋骨）がそれぞれ生体で確認ができるかを調べる。
- 最も長いrib, *Costa*（肋骨）はどれかを考える。
- 12対のrib, *Costa*（肋骨）とsternum, *Sternum*（胸骨）との結合状態を調べる。
- RibⅠ, *Costa I*（第1肋骨）は生体では外表から触れることが可能かどうかを考える。
- Costal cartilage, *Cartilago costalis*（肋軟骨）とつながっていないrib, *Costa*（肋骨）を調べる。

c．Sternum, *Sternum*（胸骨）（図15）

- Sternum, *Sternum*（胸骨）の3つの区分を区別する。
- Sternal angle, *Angulus sterni*（胸骨角）を観察する。その部分は、Manubrium of sternum, *Manubrium sterni*（胸骨柄）とbody of sternum, *Corpus sterni*（胸骨体）の癒合部である。
- Sternal angle, *Angulus sterni*（胸骨角）は、体表からも触れることができることを確認する。
- Xiphoid process, *Processus xiphoideus*（剣状突起）の骨化状態を確認する。
- Costal notches, *Incisurae costales*（肋骨切痕）では、対応するribs and costal cartilages, *Costae et Cartilago costales*（肋骨・肋軟骨）を確認する。

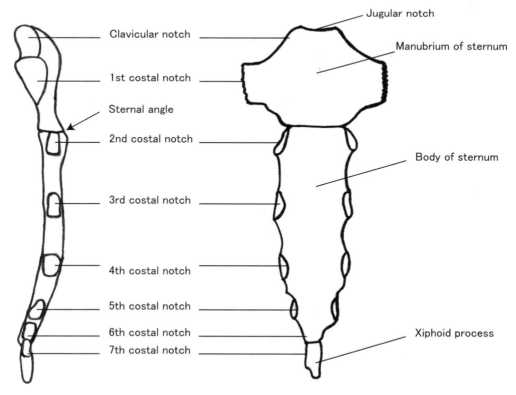

図15．胸骨

ほねクイズ・体幹 （答えは123ページ）

体幹－18　anterior sacral foramina を通過するものの名称を記せ

体幹－19　coccyx Ⅰ（coccygeal vertebra Ⅰ）の頭方に関節する骨の名称を記せ

体幹－20　costal groove を通過するものの名称をすべて記せ

体幹－21　scalene tubercle をもつ骨の名称を記せ

体幹－22　scalene tubercle に付着するものの名称を記せ

体幹－23　groove for subclavian artery をもつ骨の名称を記せ

体幹－24　groove for subclavian artery を通過するものの名称を記せ

体幹－25　groove for subclavian vein をもつ骨の名称を記せ

体幹－26　groove for subclavian vein を通過するものの名称を記せ

3．骨の観察　29

3.2 Bones of upper limb, *Ossa membri superioris*（上肢骨）

①Bones of pectoral girdle; shoulder girdle, *Cingulum pectorale; Cingulum membri superioris*（上肢帯）

a．Scapula, *Scapula*（肩甲骨）（図16、図17）

- Scapula, *Scapula*（肩甲骨）の前面（図16）からながめて、次の部位を確認する。
  1) suprascapular notch, *Incisura scapulae*（肩甲切痕）
  2) coracoid process, *Processus coracoideus*（烏口突起）
  3) glenoid cavity, *Cavitas glenoidalis*（関節窩）
- Coracoid process, *Processus coracoideus*（烏口突起）は生体で容易に触れることができるかどうかを考える。

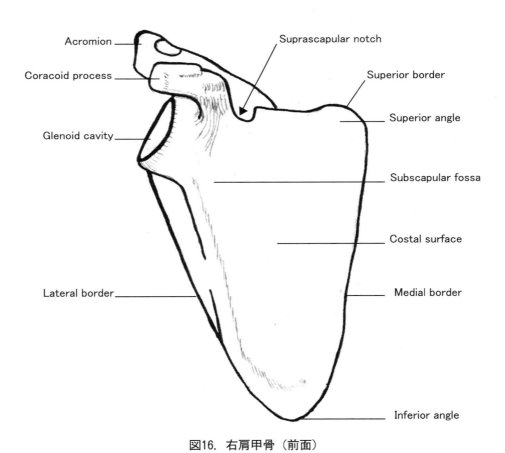

図16．右肩甲骨（前面）

- Scapula, *Scapula*（肩甲骨）の後面（図17）からながめて、次の部位を確認する。
    1）spine of scapula, *Spina scapulae*（肩甲棘）
    2）supraspinous fossa, *Fossa supraspinata*（棘上窩）
    3）infraspinous fossa, *Fossa infraspinata*（棘下窩）
- Acromion, *Acromion*（肩峰）を生体と比較観察する。

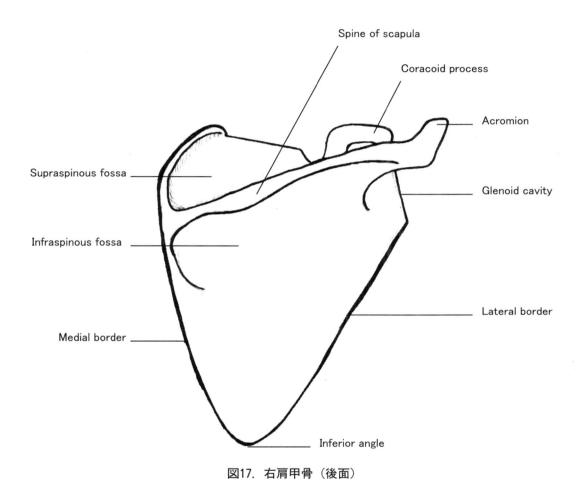

図17．右肩甲骨（後面）

b．Clavicle, *Clavicula*（鎖骨）（図18）

・全体の形状を観察する。
・生体で全骨長を触れることが可能である。
・自分の Clavicle, *Clavicula*（鎖骨）を触れて確認する。
・Clavicle, *Clavicula*（鎖骨）の両側端部が粗である理由を考える。
・Sternum, *Sternum*（胸骨）と scapula, *Scapula*（肩甲骨）との連結について考える。

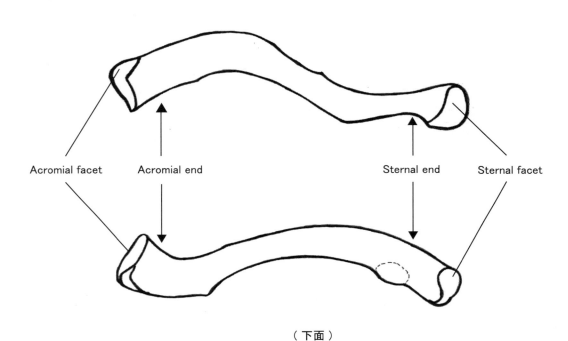

図18. 右鎖骨

ほねクイズ・上肢 （答えは123〜124ページ）

上肢－ 1　acromion は生体では体表から触れることは可能か、「はい」「いいえ」で回答せよ

上肢－ 2　clavicle に関節する骨の名前をすべて記せ

上肢－ 3　intertubercular sulcus；bicipital groove を通過するものの名称を記せ

上肢－ 4　deltoid tuberosity をもつ骨の名称を記せ

上肢－ 5　groove for radial nerve をもつ骨の名称を記せ

上肢－ 6　olecranon fossa をもつ骨の名称を記せ

上肢－ 7　olecranon fossa にはまる骨の名称を記せ

上肢－ 8　olecranon fossa にはまる骨の部位の名称を記せ

上肢－ 9　olecranon は生体では体表から触れることは可能か、「はい」「いいえ」で回答せよ

上肢－10　groove for ulnar nerve をもつ骨の名称を記せ

上肢－11　groove for ulnar nerve を通過するものは何か

上肢－12　radial notch をもつ骨の名称を記せ

上肢－13　radial notch に関節する骨の名称を記せ

上肢－14　radial notch に関節する骨の部位の名称を記せ

上肢－15　palm の位置に存在する骨の名称を記せ

3．骨の観察　33

②Bones of free part of upper limb, *Skeleton pars libera membri superioris*（自由上肢骨）

a．Humerus, *Humerus*（上腕骨）（図19、図20）

- Head of humerus, *Caput humeri*（上腕骨頭）の body of humerus, *Corpus humeri*（上腕骨体）に対してなす角度を測定する。
- Anatomical neck, *Collum anatomicum*（解剖頸）と surgical neck, *Collum chirurgicum*（外科頸）を区別する。
- Greater and lesser tubercles, *Tubercula majus et minus*（大結節と小結節）を確認する。
- Greater and lesser tubercles, *Tubercula majus et minus*（大結節と小結節）の役割を考える。
- それぞれの tubercle, *Tuberculum*（隆起）の下方に続く稜線を観察する。
- 両方の tubercle, *Tuberculum*（隆起）の間の溝すなわち intertubercular sulcus; bicipital groove, *Sulcus intertubercularis*（結節間溝）を通過するものを調べる。

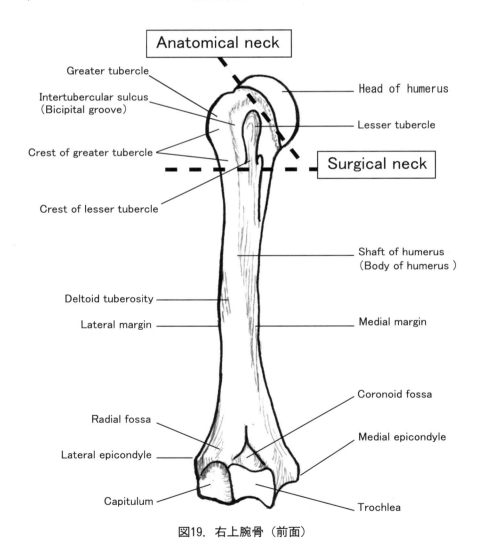

図19．右上腕骨（前面）

- Body of humerus, *Corpus humeri*（上腕骨体）の断面の形を考える。
- Body of humerus, *Corpus humeri*（上腕骨体）において次の部位を観察する。
  1）deltoid tuberosity, *Tuberositas deltoidea*（三角筋粗面）
  2）radial groove; groove for radial nerve, *Sulcus nervi radialis*（橈骨神経溝）
- 下端部で次の部位を観察する。
  1）medial epicondyle, *Epicondylus medialis*（内側上顆）
  2）lateral epicondyle, *Epicondylus lateralis*（外側上顆）
  3）condyle of humerus, *Condylus humeri*（上腕骨顆）
  4）coronoid fossa, *Fossa coronoidea*（鈎突窩）
  5）radial fossa, *Fossa radialis*（橈骨窩）

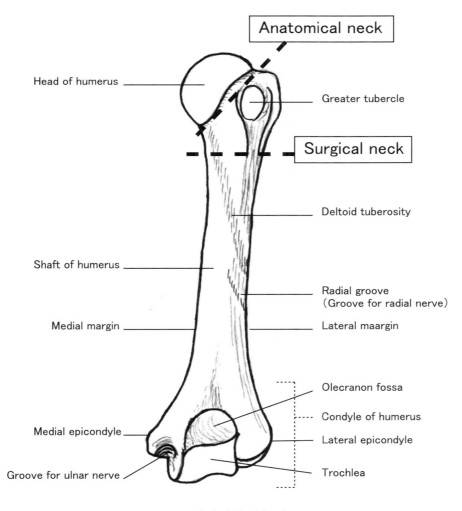

図20. 右上腕骨（後面）

6) olecranon fossa, *Fossa olecrani*（肘頭窩）

- Groove for ulnar nerve, *Sulcus nervi ulnaris*（尺骨神経溝）を確認し、自分の肘でこの部位を押して ulnar nerve, *Nervus ulnaris*（尺骨神経）の存在を確かめる。

b．Glenohumeral joint; shoulder joint, *Articulatio humeri; Articulatio glenohumeralis*（肩関節）

- 最も運動の自由な関節であることに注目する。
- いわゆる肩を動かすということはどういうことか考える。
- Shoulder joint, *Articulatio humeri*（肩関節）を直接構成している 2 つの骨の他に、clavicle, *Clavicula*（鎖骨）もともに組み合わせて運動を考える。

c．Ulna, *Ulna*（尺骨）（図21）

- Radius, *Radius*（橈骨）と異なり上端が大きいことを確認する。
- Ulna, *Ulna*（尺骨）をながめて、次の部位を確認する。
  1) trochlear notch, *Incisura trochlearis*（滑車切痕）
  2) olecranon, *Olecranon*（肘頭）
  3) coronoid process, *Processus coronoideus*（鉤状突起）
  4) radial notch, *Incisura radialis*（橈骨切痕）
- Shaft of ulna; body of ulna, *Corpus ulnae*（尺骨体）の彎曲、tuberosity of ulna, *Tuberositas ulnae*（尺骨粗面）を観察する。
- 下端の head of ulna, *Caput ulnae*（尺骨頭）に存在する ulnar styloid process, *Processus styloideus ulnae*（茎状突起）を生体で確認する。

ほねクイズ・上肢（答えは124ページ）

上肢－16 ulnar notch をもつ骨の名称を記せ

上肢－17 ulnar notch に関節する骨の名称を記せ

上肢－18 ulnar notch に関節する骨の部位の名称を記せ

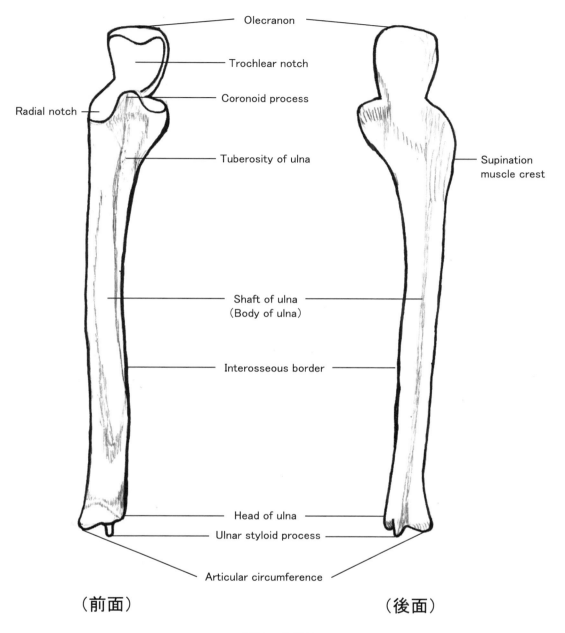

図21. 右尺骨

d．Radius, *Radius*（橈骨）（図22）

- Head of radius, *Caput radii*（橈骨頭）が円盤状の形をしていることに注目する。
- 前腕の運動（回内・回外）との関係を考える。
- Shaft of radius; body of radius, *Corpus radii*（橈骨体）の3面3縁の向きを確かる。
- Radial tuberosity, *Tuberositas radii*（橈骨粗面）を観察する。
- 下端では radial styloid process, *Processus styloideus radii*（茎状突起）と2つの関節面を観察する。

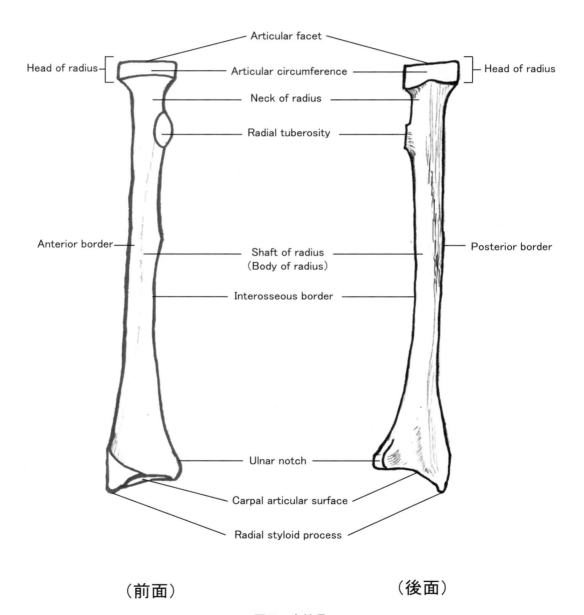

（前面）　　　　　　　　　　（後面）

図22．右橈骨

e．Elbow joint, *Articulatio cubiti*（肘関節）

・Elbow joint, *Articulatio cubiti*（肘関節）を構成する 3 種類の骨を組み合わせて elbow joint, *Articulatio cubiti*（肘関節）の動きを観察する。

・自分の elbow joint, *Articulatio cubiti*（肘関節）と比較する。

・解剖学的正位が自然の位置かどうかを検討する。

f．Carpal bones, *Ossa carpi; Ossa carpalia*（手根骨）（図23、図24）

・8 個の短骨の配列を確認する。

　近位列（母指側から）

　　1 ）scaphoid, *Os scaphoideum*（舟状骨）

　　2 ）lunate, *Os lunatum*（月状骨）

　　3 ）triquetrum, *Os triquetrum*（三角骨）

　　4 ）pisiform, *Os pisiforme*（豆状骨）

　遠位列（母指側から）

　　5 ）trapezium, *Os trapezium*（大菱形骨）

　　6 ）trapezoid, *Os trapezoideum*（小菱形骨）

　　7 ）capitate, *Os capitatum*（有頭骨）

　　8 ）hamate, *Os hamatum*（有鈎骨）

・Wrist joint, *Articulatio radiocarpalis*（橈骨手根関節）と carpometacarpal joints, *Articulationes carpometacarpales*（手根中手関節）の構造を調べる。

・これらの骨の骨化は小児の発育の指標にされていることに注目する。

g．Metacarpals, *Ossa metacarpalia*（中手骨）（図23、図24）

・Metacarpals, *Ossa metacarpalia*（中手骨）のそれぞれの部位を確認する。

　　1 ）head of metacarpal bone, *Caput ossis metacarpi*（頭）

　　2 ）shaft of metacarpal bone; body of metacarpal bone, *Corpus ossis metacarpi*（体）

　　3 ）base of metacarpal bone, *Basis ossis metacarpi*（底）

・Metacarpals, *Ossa metacarpalia*（中手骨）のなかで一番長い骨の生体での位置を確認する。

・First metacarpal bone, *Os metacarpale primum*（第 1 中手骨）は、むしろ phalanges, *Ossa digitorum*（指骨）に似ていることに注目する。

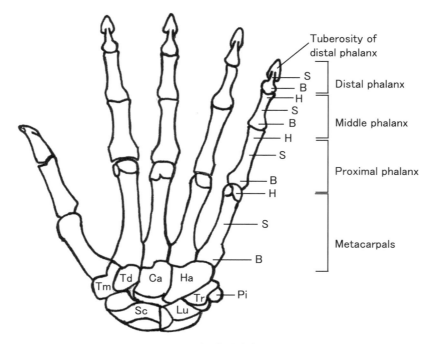

図23. 右手（手背側）

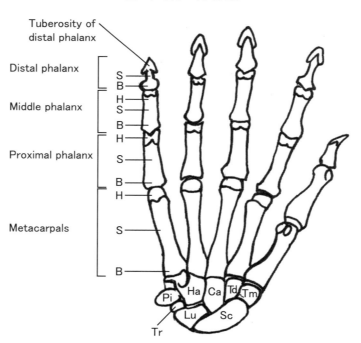

Metacarpals
 H: Head of metacarpal bone
 S: Shaft of metacarpal bone
  (Body of metacarpal bone)
 B: Base of metacarpal bone

Pharanx bones
 H: Head of phalanx
 S: Shaft of phalanx
  (Body of pharanx)
 B: Base of phalanx

Carpal bones
 Ha: Hamate
 Ca: Capitate
 Td: Trapezoid
 Tm: Trapezium

Sc: Scaphoid
Lu: Lunate
Tr: Triquwtrum
Pi: pisiform

図24. 右手（手掌側）

h．Phalanges, *Ossa digitorum*（指骨）（図23、図24）

・一人分の個数を確認する。

・それぞれの指での Phalanges, *Ossa digitorum*（指骨）特徴を調べる。

・Proximal phalanx, *Phalanx proximalis*（基節骨）と middle phalanx, *Phalanx media*（中節骨）および distal phalanx, *Pharanx distalis*（末節骨）の形態的な差を確認する。

・Sesamoid bones, *Ossa sesamoidae*（種子骨）が存在すると思われる部位を考える。

・指の運動を考える。

・Opposition（対立）とはどのような運動なのかを研究する。

3．3　Bones of lower limb, *Ossa membri inferioris*（下肢骨）

①Pelvic girdle, *Cingulum pelvicum; Cingulum membri inferioris*（下肢帯）

a．Hip bone, *Os coxae*（寛骨）（図25、図26）

・構成する骨を調べる。

・それらの骨の境界は明らかに見ることができるかどうか確認する。

・Acetabulum, *Acetabulum*（寛骨臼）の位置、形などを観察する。

・Arcuate line, *Linea arcuata*（弓状線）を確かめ全体の形を把握する。

・Obturator foramen, *Foramen obturatum*（閉鎖孔）は生体ではどうなっているかを考える。

（1）Ilium, *Os ilium*（腸骨）

・Gluteal surface, *Facies glutea*（殿筋面）の様子はどのようになっているかを確認する。

・内側面では、iliac fossa, *Fossa iliaca*（腸骨窩）と sacropelvic surface, *Facies sacropelvica*（仙骨盤面）の2部分に区分されることを観察する。

・Iliac crest, *Crista iliaca*（腸骨稜）と4つの iliac spines, *Spinae iliacae*（腸骨棘）を確かめる。

（2）Ischium, *Os ischii*（坐骨）

・Ischium, *Os ischii*（坐骨）の形を観察し、部位を確認する。

　1）ischial spine, *Spina ischiadica*（坐骨棘）

　2）greater sciatic notch, *Incisura ischiadica major*（大坐骨切痕）

　3）lesser sciatic notch, *Incisura ischiadica minor*（小坐骨切痕）

　4）ischial tuberosity, *Tuber ischiadicum*（坐骨結節）

・上記で確認した部位は、生体ではどのような形態なのかを考察する。

3．骨の観察　*41*

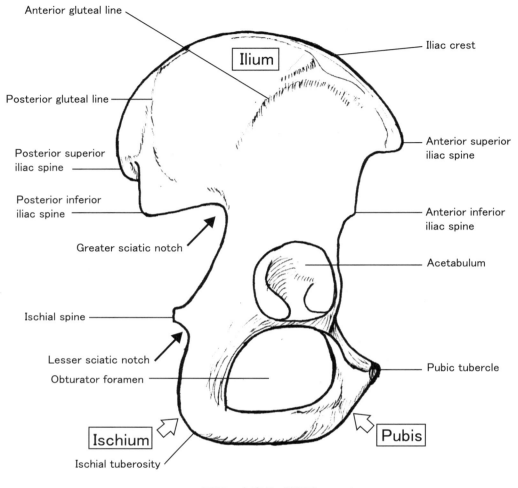

図25. 右寛骨（外面）

(3) Pubis, *Os pubis*（恥骨）
- Body of pubis, *Corpus ossis pubis*（恥骨体）と superior pubic ramus, *Ramus superior ossis pubis*（恥骨上枝）および、inferior pubic ramus, *Ramus inferior ossis pubis*（恥骨下枝）の部位を確認し、その区分について調査する。
- Pubic symphysis, *Symphysis pubica*（恥骨結合）の形態を観察する。
- Symphysial surface, *Facies symphysialis*（恥骨結合面）の年齢変化について考える。

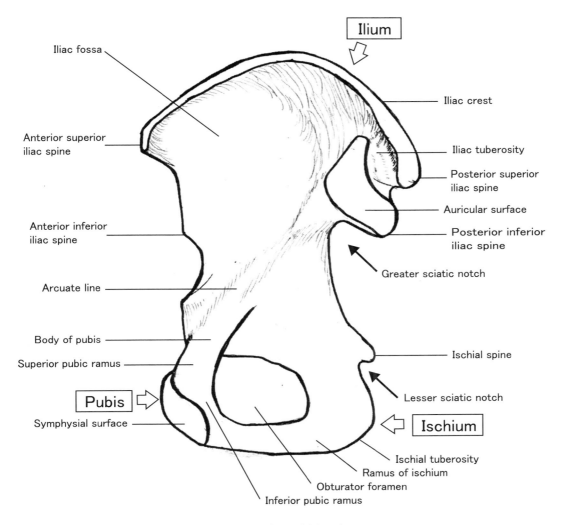

図26. 右寛骨（内側面）

3. 骨の観察　43

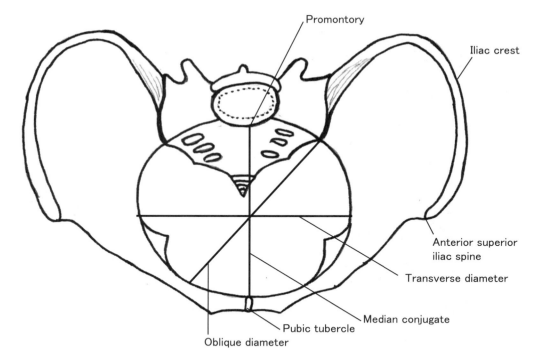

図27. 骨盤（上面）

b．Pelvis, *Pelvis*（骨盤）（図27、図28）
- Pelvis, *Pelvis*（骨盤）を構成する骨について調査する。
- 組立模型も参考にして観察を進める。
- Greater pelvis; false pelvis, *Pelvis major*（大骨盤）と lesser pelvis; true pelvis, *Pelvis minor*（小骨盤）との境界の linea terminalis, *Linea terminalis*（分界線）を観察する。
- Pelvic inlet, *Apertura pelvis superior*（骨盤上口）と pelvic cavity, *Cavitas pelvis*（骨盤腔）について、それぞれの形態を観察する。
- Subpubic angle, *Angulus subpubicus*（恥骨下角）の角度を計測する。
- その他の所見を総合して自分が観察している pelvis, *Pelvis*（骨盤）の性を推定する。
- 生体が直立位にあるとき pelvis, *Pelvis*（骨盤）はどのような傾きをするかを考察する。
- 女性の pelvis, *Pelvis*（骨盤）において straight conjugate, *Conjugata recta*（直径）を測定してみる。一般的に平均値は11cmである。
- True conjugate, *Conjugata vera*（真結合線）には obstetrical conjugate; gynecological conjugate, *Conjugata obstetrica*（産科的真結合線）と anatomical conjugate, *Conjugata anatomica*（解剖学的真結合線）とがある。臨床上大切なのはどちらかを考える。
- 分娩中の児頭の進行を考える。
- 狭骨盤とは何かを考える。

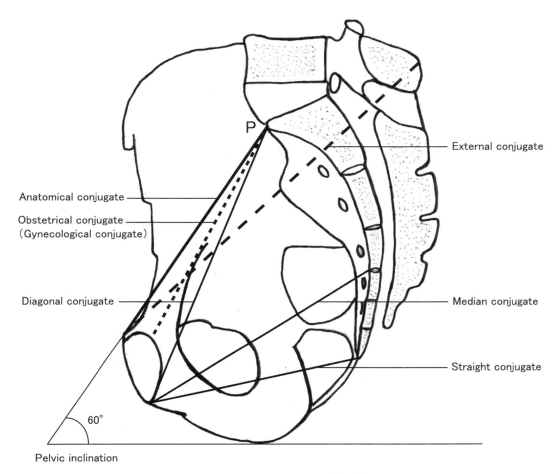

図28. 骨盤（内側面）

②Bones of free part of lower limb, *Skeleton pars libera membri inferioris*（自由下肢骨）
・上肢との相同性および位置の差を考察する。

a．Femur; thigh bone, *Femur; Os femoris*（大腿骨）（図29）

・Femur; thigh bone, *Femur; Os femoris*（大腿骨）長さを測定し、これから身長を推定してみる。
・自身の femur; thigh bone, *Femur; Os femoris*（大腿骨）についても、おおよその長さを測定し、身長の推定を試みる。

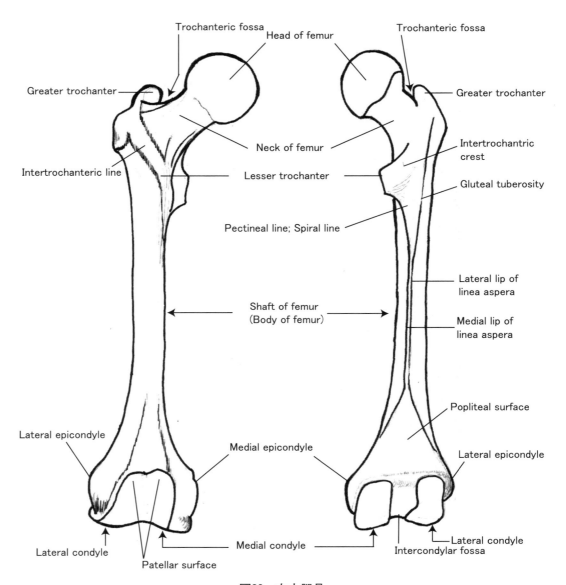

図29．右大腿骨

- Head of femur, *Caput femoris*（大腿骨頭）と neck of femur, *Collum femoris*（大腿骨頸）を観察した後、頸体角（大腿骨頸と骨体の角度）を測定する。
- Head of femur, *Caput femoris*（大腿骨頭）と neck of femur, *Collum femoris*（大腿骨頸）におけるそれぞれの部位を確認する。
  - 1）greater trochanter, *Trochanter major*（大転子）
  - 2）lesser trochanter, *Trochanter minor*（小転子）
  - 3）intertrochanteric crest, *Crista intertrochanterica*（転子間稜）
  - 4）trochanteric fossa, *Fossa trochanterica*（転子窩）
  - 5）shaft of femur; body of femur, *Corpus femoris*（大腿骨体）
  - 6）linea aspera, *Linea aspera*（粗線）
  - 7）medial lip, *Labium mediale*（内側唇）
  - 8）lateral lip, *Labium laterale*（外側唇）
- Greater trochanter, *Trochanter major*（大転子）と lesser trochanter, *Trochanter minor*（小転子）には、それぞれどのようなものが付着するかを考える。
- Linea aspera, *Linea aspera*（粗線）は、medial lip, *Labium mediale*（内側唇）と lateral lip, *Labium laterale*（外側唇）から構成されていることを確認する。
- 老人に多い大腿骨頸部骨折とは、どのようなものかを調査する。
- Gluteal tuberosity, *Tuberositas glutea*（殿筋粗面）を観察する。
- Gluteal tuberosity, *Tuberositas glutea*（殿筋粗面）には何がつくかを考える。
- Femur; thigh bone, *Femur; Os femoris,*（大腿骨）の下端部におけるそれぞれの部位を観察する。
  - 1）medial epicondyle, *Epicondylus medialis*（内側上顆）
  - 2）lateral epicondyle, *Epicondylus lateralis*（外側上顆）
  - 3）medial condyle, *Condylus medialis*（内側顆）
  - 4）lateral condyle, *Condylus lateralis*（外側顆）
  - 5）intercondylar fossa, *Fossa intercondylaris*（顆間窩）
- <u>生体で直立位にあるとき shaft of femur; body of femur; *Corpus femoris*（大腿骨体）の長軸は地面に対し垂直でないが、medial condyle, *Condylus medialis*（内側顆）と lateral condyle, *Condylus lateralis*（外側顆）は、ほぼ同一水平面にあることを人体骨格模型で確かめる。</u>

b．Hip joint, *Articulatio coxae; Articulatio coxofemoralis*（股関節）

- Hip joint, *Articulatio coxae; Articulatio coxofemoralis*（股関節）の articular fossa, *Fossa articularis*（関節窩）が深く、glenohumeral joint; shoulder joint, *Articulatio humeri;*

Articulatio glenohumeralis（肩関節）に比べて運動がかなり制限されていることを理解する。
- 図譜あるいは人体骨格模型などを参照して、hip joint, *Articulatio coxae; Articulatio coxofemoralis*（股関節）に靱帯がついている状態を考える。
- 小児の重要な疾患に先天性股関節脱臼（congenital dislocation of the hip joint）がある。先天性股関節脱臼（congenital dislocation of the hip joint）について調査する。

c．Patella, *Patella*（膝蓋骨）（図30）
- 種子骨であることに注目して前面と後面を観察する。

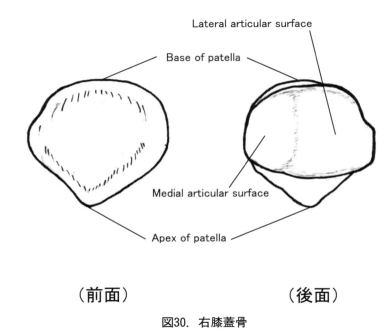

図30．右膝蓋骨

ほねクイズ・下肢 （答えは124ページ）

下肢－1　pelvis を形成する骨の名称を記せ

下肢－2　pelvis において、男女を見分けるポイントを記せ

下肢－3　auricular surface をもつ骨の名称をすべて記せ

下肢－4　hip bone の auricular surface に関節する骨の名称を記せ

下肢－5　obturator foramen を通過するものの名称をすべて記せ

下肢－6　obturator foramen をもつ骨の名称を記せ

下肢－7　hip bone を形作る骨の名称をすべて記せ

下肢－8　acetabulum をもつ骨の名称を記せ

下肢－9　acetabulum に関節する骨の名称を記せ

下肢－10　acetabulum に関節する骨の部位の名称を記せ

下肢－11　greater trochanter に停止する筋の名称をすべて記せ

下肢－12　lesser trochanter に停止する筋の名称を記せ

下肢－13　patella が関係する関節の名前を記せ

d．Tibia, *Tibia*（脛骨）（図31、図32）

- Tibia, *Tibia*（脛骨）上端部では、次の部位を観察する。
    1) medial condyle, *Condylus medialis*（内側顆）
    2) lateral condyle, *Condylus lateralis*（外側顆）
    3) intercondylar eminence, *Eminentia intercondylaris*（顆間隆起）
- 生体では、shaft of tibia; body of tibia, *Corpus tibiae*（脛骨体）の前縁上2/3は直接皮下に出ていることを自分の tibia, *Tibia*（脛骨）の相当する部位に触れて確認する。

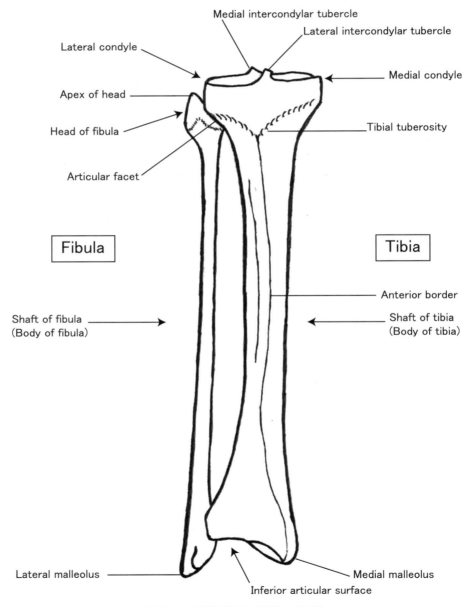

図31．右下腿前面（脛骨と腓骨）

- Tibial tuberosity, *Tuberositas tibiae*（脛骨粗面）に付着するものを調べる。
- 膝蓋腱反射とは何か調べる。
- Medial malleolus, *Malleolus medialis*（内果）は生体ではどの部位に相当するか確認する。
- 自分の medial malleolus, *Malleolus medialis*（内果）に触れてみる。

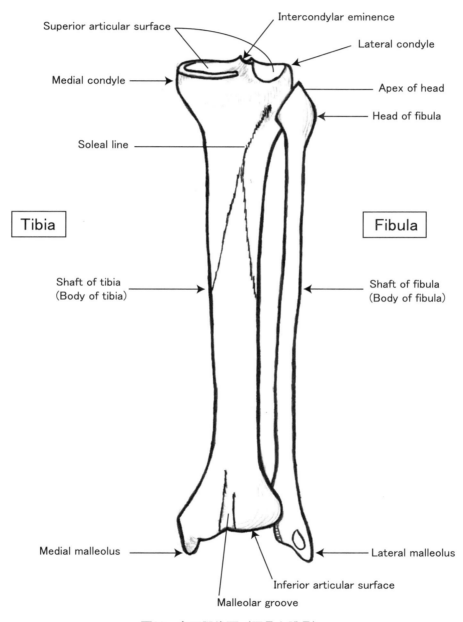

図32. 右下腿後面（脛骨と腓骨）

3．骨の観察

e．Fibula, *Fibula*（腓骨）（図31、図32）

- Fibula, *Fibula*（腓骨）では、次の部位を観察する。
  1）head of fibula, *Caput fibulae*（腓骨頭）
  2）lateral malleolus, *Malleolus lateralis*（外果）
- Tibia, *Tibia*（脛骨）との連結を調べる。
- 前腕における回内・回外運動は下腿では可能かどうかを調べる。
- Fibula, *Fibula*,（腓骨）は、体重の支持にどれほどの役割を担っているかを考察する。

f．Knee joint, *Articulatio genus*（膝関節）

- Knee joint, *Articulatio genus*（膝関節）を構成している骨について調べる。
- Femur; thigh bone, *Femur; Os femoris*（大腿骨）、patella, *Patella*（膝蓋骨）、tibia, *Tibia*（脛骨）、fibula, *Fibula*（腓骨）を連結してみる。
- 生体では medial meniscus, *Meniscus medialis*（内側半月）と lateral meniscus, *Meniscus lateralis*（外側半月）という線維軟骨が存在していることを考慮してこの関節の運動範囲を考える。

ほねクイズ・下肢 （答えは124ページ）

下肢－14　linea aspera をもつ骨の名称を記せ

下肢－15　linea aspera を起始とする筋の名称をすべて記せ

下肢－16　linea aspera に停止する筋の名称をすべて記せ

下肢－17　gluteal tuberosity をもつ骨の名称を記せ

下肢－18　gluteal tuberosity に停止する筋の名称を記せ

下肢－19　tibial tuberosity をもつ骨の名称を記せ

下肢－20　tibial tuberosity に付着する靱帯の名称を記せ

下肢－21　soleal line をもつ骨の名称を記せ

下肢－22　soleal line を起始とする筋の名称を記せ

下肢－23　lateral malleolus をもつ骨の名称を記せ

下肢－24　medial malleolus をもつ骨の名称を記せ

下肢－25　calcaneal tuberosity に付く腱の名称を記せ

下肢－26　hip joint を構成する骨の名称をすべて記せ

下肢－27　knee joint の運動に関係する骨の名称をすべて記せ

下肢－28　ankle joint を構成する骨の名称をすべて記せ

g．Tarsal bones, *Ossa tarsi; Ossa tarsalia*（足根骨）（図33、図34）

- Tarsal bones, *Ossa tarsi; Ossa tarsalia*（足根骨）を構成する骨それぞれを観察し、名称を確認する。

    1) talus, *Talus*（距骨）

    2) calcaneus, *Calcaneus*（踵骨）

    3) navicular, *Os naviculare*（舟状骨）

    4) cuboid, *Os cuboideum*（立方骨）

    5) medial cuneiform, *Os cuneiforme mediale*（内側楔状骨）

    6) intermediate cuneiform, *Os cuneiforme intermedium*（中間楔状骨）

    7) lateral cuneiform, *Os cuneiforme laterale*（外側楔状骨）

- Tarsal bones, *Ossa tarsi; Ossa tarsalia*（足根骨）の配列を確認する。
- Tibia, *Tibia*（脛骨）、fibula, *Fibula*（腓骨）、talus, *Talus*（距骨）、calcaneus, *Calcaneus*（踵骨）の連結について確認する。

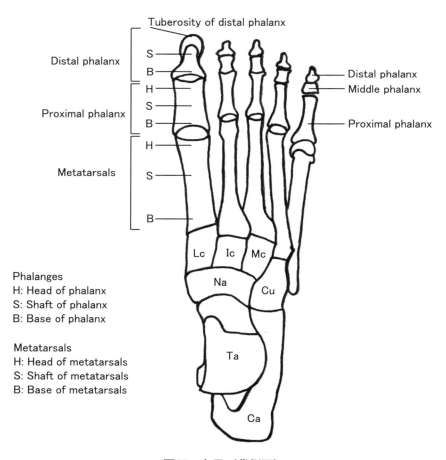

図33．右足（背側面）

- Ankle joint, *Articulatio talocruralis*（距腿関節）に関係する骨について確認する。
- Joints of foot, *Articulatio pedis*（足の関節）について調査する。
- Calcaneal tuberosity, *Tuber calcanei*（踵骨隆起）を観察する。

h．Metatarsals, *Ossa metatarsalia*（中足骨）（図33、図34）
- 位置よる特徴を調べる。
- 中手骨との差違を確認する。

i．Phalanges, *Ossa digitorum*（趾骨）（図33、図34）
- Phalanges or bones of the fingers, *Ossa digitorum*（手の指骨）との主な違いを確認する。
- 第5指の middle phalanx, *Phalanx media*（中節骨）と distal phalanx, *Phalanx distalis*（末節骨）は、しばしば癒合していることがある。この癒合を観察する。
- 直立時に重心がかかる部分は tarsal bones, *Ossa tarsi; Ossa tarsalia*（足根骨）以下のどの骨なのかを人体骨格模型を観察して考察する。

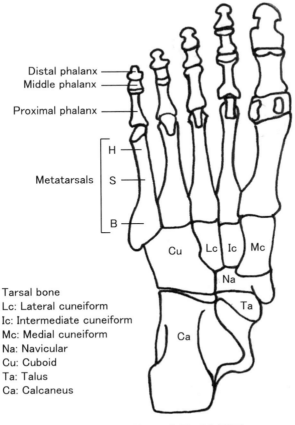

図34．右足（底側面）

3．骨の観察　55

3．4 Cranium; bones of cranium, *Ossa cranii; Cranium*（頭蓋）

①Cranium; bones of cranium, *Ossa cranii; Cranium*（頭蓋）（図35、図36）
- Cranium; bones of cranium, *Ossa cranii; Cranium*（頭蓋）を構成する骨の名称・部位・個数を確認する。
- Cranium; bones of cranium, *Ossa cranii; Cranium*（頭蓋）の外観を前後、両側、上下から観察し、次の部位を確認する。さらに鏡を見て自分のものと比較する。
  1 ）external acoustic opening, *Porus acusticus externus*（外耳孔）
  2 ）infra-orbital margin, *Margo infraorbitalis*（眼窩下縁）
  3 ）eye-ear plane; Frankfurt plane（眼耳平面；フランクフルト平面）
  4 ）glabella, *Glabella*（眉間）
  5 ）superciliary arch, *Arcus superciliaris*（眉弓）
  6 ）external occipital protuberance, *Protuberantia occipitalis externa*（外後頭隆起）

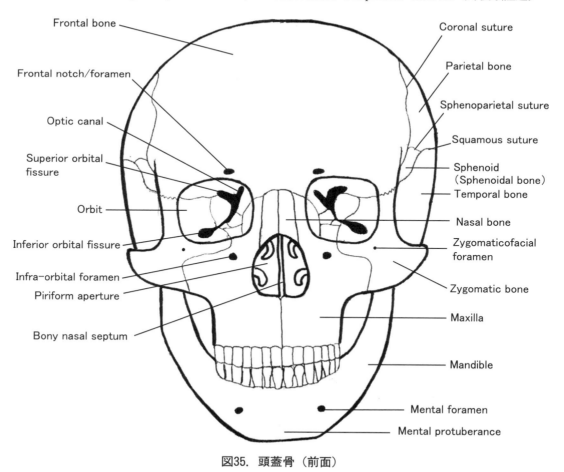

図35．頭蓋骨（前面）

- 左右の external acoustic opening, *Porus acusticus externus*（外耳孔）の最上縁の点と左の infra-orbital margin, *Margo infraorbitalis*（眼窩下縁）の最下点が決定する平面 eye-ear plane; Frankfurt plane（眼耳平面あるいは、フランクフルト平面）が水平になるよう cranium; bones of cranium, *Ossa cranii; Cranium*（頭蓋）を置き、前後、両側、上下から観察する。
- Cranium; bones of cranium, *Ossa cranii; Cranium*（頭蓋）の形成について発生学的に考察する。
- Cranial cavity, *Cavitas cranii*（頭蓋腔）の容積を適当な材料（豆など）を用いて概測する。
- メジャーを使用して（頭蓋指数）を測定する。

    頭蓋指数（cranial index）＝最大頭巾／最大頭長×100

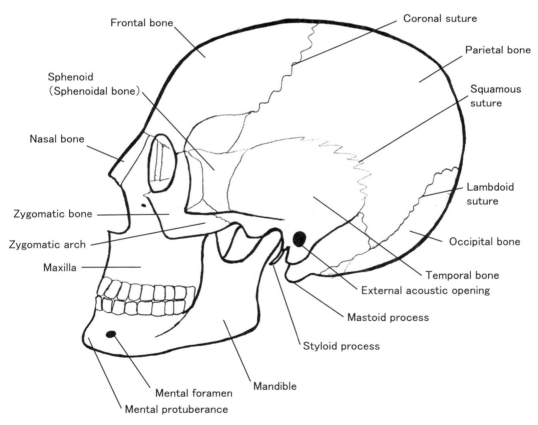

図36. 頭蓋骨（左側面）

②Calvaria, *Calvaria*（頭蓋冠）（図37）
a．Outer surface of calvaria（頭蓋冠外面）
- Calvaria, *Calvaria*（頭蓋冠）を外表から観察する。
  脳を摘出するために水平に切断された部位は必ずしもcalvaria, *Calvaria*（頭蓋冠）とcranial base; basicranium, *Basis cranii*（頭蓋底）との境界ではない。
- Suture, *Suturae*（縫合）とはどのようなものかを学習する。
- 胎児、新生児のcranium; bones of cranium, *Ossa cranii; cranium*（頭蓋）について、図譜あるいは標本を調べてfontanelles, *Fonticuli cranii*（頭蓋泉門）を観察する。
- Superior temporal line, *Linea temporalis superior*（上側頭線）を確認する。
- Inferior temporal line, *Linea temporalis inferior*（下側頭線）を確認する。
- Superior temporal line and inferior temporal line, *Linea temporalis superior et Linea temporalis inferior*（上側頭線・下側頭線）に注目して、その役割について考える。

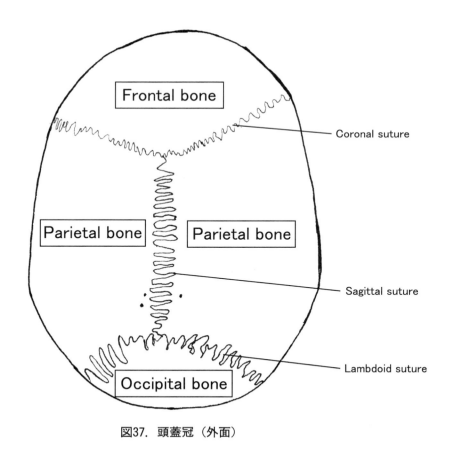

図37．頭蓋冠（外面）

b．Inner surface of calvaria（頭蓋冠内面）

- Calvaria, *Calvaria*（頭蓋冠）を内面から観察する（図38）。
- Groove for superior sagittal sinus, *Sulcus sinus sagittalis superioris*（上矢状洞溝）を確かめる。
- Groove for middle meningeal artery, *Sulcus arteriae meningeae mediae*（中硬膜動脈溝）を確かめる。
- Groove for superior sagittal sinus, *Sulcus sinus sagittalis superioris*（上矢状洞溝）と groove for middle meningeal artery, *Sulcus arteriae meningeae mediae*（中硬膜動脈溝）との違いについて考える。
- Bones of cranium, *Ossa Cranii*（頭蓋骨）の断面について、図譜あるいは標本を調べて diploe, *Diploe*（板間層）の構造を理解する。

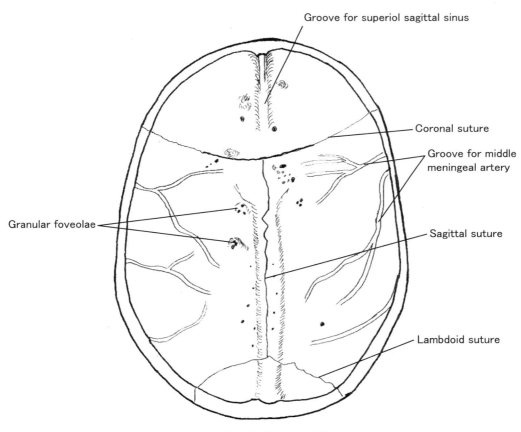

図38．頭蓋冠（内面）

③Internal surface of cranial base, *Basis cranii interna*（内頭蓋底）（図39）
- 次の3部位を確認する。
    1）anterior cranial fossa, *Fossa cranii anterior*（前頭蓋窩）
    2）middle cranial fossa, *Fossa cranii media*（中頭蓋窩）
    3）posterior cranial fossa, *Fossa cranii posterior*（後頭蓋窩）
- 各部を構成している骨を確認する。
- それぞれの窩に納まる脳の部分を確認する。
- 12対の脳神経が頭蓋を通過して外に出る経路を確認する。
- Cranial cavity, *Cavitas cranii*（頭蓋腔）に出入する動静脈の通過する経路を考える。
- Internal surface of cranial base, *Basis cranii interna*（内頭蓋底）のなかで薄い部分を確かめる。
- 頭蓋底骨折を起こしやすい部位を考える。
- 指圧痕のような不規則な凹凸は主として何によるものか考える。

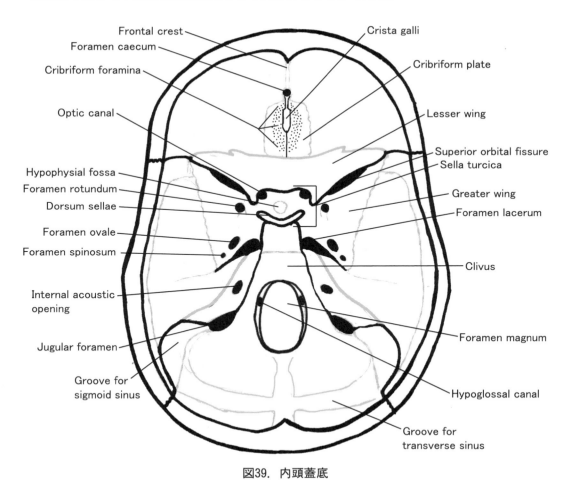

図39. 内頭蓋底

a．Anterior cranial fossa, *Fossa cranii anterior*（前頭蓋窩）（図39）

・Cribriform plate, *Lamina cribrosa*（篩板）を観察する。

・Crista galli, *Crista galli*（鶏冠）

・Bony nasal cavity, *Cavitas nasalis ossea*（鼻腔）に通じる多数の小孔を確認し、それらの小孔がもつ役割を考える。

・Foramen caecum, *Foramen caecum*（盲孔）を確認する。

b．Middle cranial fossa, *Fossa cranii media*（中頭蓋窩）（図39）

・Sella turcica, *Sella turcica*（トルコ鞍）と周囲の各突起ないし隆起を観察する。

・Middle cranial fossa, *Fossa cranii media*（中頭蓋窩）から cranial cavity, *Cavitas cranii*（頭蓋腔）外へ交通する孔や裂を確認する。さらに、これらの孔や裂を何が通過するかを考える。

　1）optic canal, *Canalis opticus*（視神経管）

　2）superior orbital fissure, *Fissura orbitalis superior*（上眼窩裂）

　3）foramen rotundum, *Foramen rotundum*（正円孔）

　4）foramen ovale, *Foramen ovale*（卵円孔）

　5）foramen spinosum, *Foramen spinosum*（棘孔）

　6）foramen lacerum, *Foramen lacerum*（破裂孔）

　7）jugular foramen, *Foramen jugulare*（頸静脈孔）

・Pyramid, *Pyramis*（錐体）の稜線部の方向を確認する。

・Pyramid, *Pyramis*（錐体）の両面の稜線に存在する溝を調べる。

・Pyramid, *Pyramis*（錐体）の前面で次の部位を確認する。

　1）trigeminal impression, *Impressio trigeminalis*（三叉神経圧痕）

　2）tegmen tympani, *Tegmen tympani*（鼓室蓋）

　3）arcuate eminence, *Eminentia arcuata*（弓状隆起）

　4）groove for greater petrosal nerve, *Sulcus nervi petrosi majoris*（大錐体神経溝：大錐体神経の通る小溝）

　5）groove for lesser petrosal nerve, *Sulcus nervi petrosi minoris*（小錐体神経溝：小錐体神経の通る小溝）

・Pyramid, *Pyramis*（錐体）後面で次の部位を確認する。

　1）internal acoustic opening, *Porus acusticus internus*（内耳孔）

　2）external opening of vestibular canaliculus, *Apertura externa canaliculi vestibuli*（前庭小管外口）

3．骨の観察　*61*

c．Posterior cranial fossa, *Fossa cranii posterior*（後頭蓋窩）（図39）

- Clivus, *Clivus*（斜台）を観察する。
- Jugular tubercle, *Tuberculum jugulare*（頸静脈結節）を観察する。
- Internal occipital protuberance, *Protuberantia occipitalis interna*（内後頭隆起）を観察する。
- Posterior cranial fossa, *Fossa cranii posterior*（後頭蓋窩）から外に交通する孔を確認する。
    1）foramen magnum, *Foramen magnum*（大孔；大後頭孔）
    2）jugular foramen, *Foramen jugulare*（頸静脈孔：前後の2部分に分かれている）
    3）hypoglossal canal, *Canalis nervi hypoglossi*（舌下神経管）

④External surface of cranial base, *Basis cranii externa*（外頭蓋底）（図40）

- 構成する骨の名称・部位・個数を確認する。
- 次の部位を確認する。
    1）occipital condyle, *Condylus occipitalis*（後頭顆）
    2）mastoid process, *Processus mastoideus*（乳様突起）
    3）styloid process, *Processus styloideus*（茎状突起）

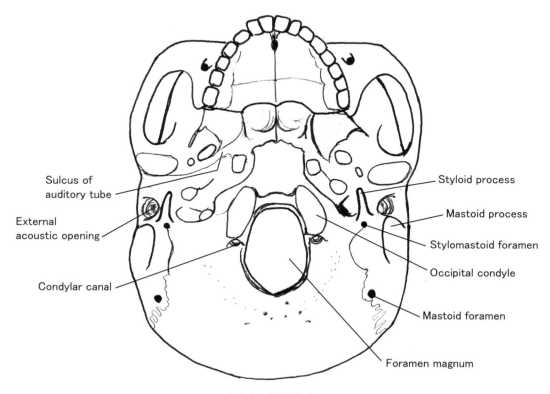

図40. 外頭蓋底

・次の孔・管を通過するものの名称を調査する。
　１）foramen magnum, *Foramen magnum*（大孔；大後頭孔）
　２）stylomastoid foramen, *Foramen stylomastoideum*（茎乳突孔）
　３）mastoid foramen, *Foramen mastoideum*（乳突孔）
　４）carotid canal, *Canalis caroticus*（頸動脈管）
　５）condylar canal, *Canalis condylaris*（顆管）
・Internal surface of cranial base, *Basis cranii interna*（内頭蓋底）から見た孔を逆に external surface of cranial base, *Basis cranii externa*（外頭蓋底）からも追求する。
・External acoustic opening, *Porus acusticus externus*（外耳孔）を観察する。
・Sulcus of auditory tube, *Sulcus tubae auditivae; Sulcus tubae auditoriae*（耳管溝）を確かめる。
・Atlanto-occipital joint, *Articulatio atlantooccipitalis*（環椎後頭関節）を形成する部分を観察する。

ほねクイズ・頭部 （答えは124ページ）

頭部－１　calvaria を形成する骨の名称をすべて記せ

頭部－２　frontal bone と左右 parietal bone が接続する縫合の名称を記せ

頭部－３　左右の parietal bone が接続する縫合の名称を記せ

頭部－４　左右の parietal bone と occipital bone が接続する縫合の名称を記せ

頭部－５　occipital condyle をもつ骨の名称を記せ

頭部－６　occipital condyle に関節する骨の名称を記せ

頭部－７　hypophysial fossa をもつ骨の名称を記せ

頭部－８　hypophysial fossa にはいるものの名称を記せ

⑤Neurocranium; brain box, *Neurocranium*（神経頭蓋；脳頭蓋）

・Neurocranium; brain box, *Neurocranium*（神経頭蓋；脳頭蓋）と vis cerocranium; facial skeleton, *Viscerocranium*（内臓頭蓋；顔面頭蓋）の境界を確認する。

・Neurocranium; brain box, *Neurocranium*（神経頭蓋；脳頭蓋）を構成する骨の名称・部位・個数を確認する。

（図譜や頭蓋分解骨標本などを参照し、個々の骨についてさらに必要な部分の観察を行う）

a．Individual cranial bones（個々の神経頭蓋骨）

1）frontal bone, *Os frontale*（前頭骨）（図41a、b、c）

2）parietal bone, *Os parietale*（頭頂骨）（図42a、b）

3）occipital bone, *Os occipitale*（後頭骨）（図43a、b、c）
発生学的に多数の部位からなることを確かめる。

4）temporal bone, *Os temporale*（側頭骨）（図44a、b、c）
squamous part, *Pars squamosa*（鱗部）、tympanic part, *Pars tympanica*（鼓室部）、petrous part, *Pars petrosa*（岩様部）の３部からなることに注目する。
図譜あるいは展示の切断標本で tympanic cavity, *Cavitas tympani*（鼓室）の位置を確認する。

5）sphenoid; sphenoidal bone, *Os sphenoidale*, 蝶形骨（図45a、b、c、d）
蝶の形をした極めて複雑な形の骨である。
Body, *Corpus*（体）、greater wing, *Ala major*（大翼）、lesser wing, *Ala minor*（小翼）と pterygoid process, *Processus pterygoideus*（翼状突起）からなることを観察する。
あらゆる方向から観察し、cranium, *Cranium*（頭蓋）のどの部位を占めるかを理解する。

6）ethmoid; ethmoidal bone, *Os ethmoidale*（篩骨)*
　　＊：ethmoid; ethmoidal bone, *Os ethmoidale*（篩骨）は、neurocranium; brain box, *Neurocranium*（神経頭蓋：脳頭蓋）に分類されるが、viscerocranium; facial skeleton, *Viscerocranium*（内臓頭蓋：顔面頭蓋）の構成要素であるので、viscerocranium; facial skeleton, *Viscerocranium*（内臓頭蓋：顔面頭蓋）の項に記した。

1) frontal bone, *Os frontale*（前頭骨）（図41a、b、c）

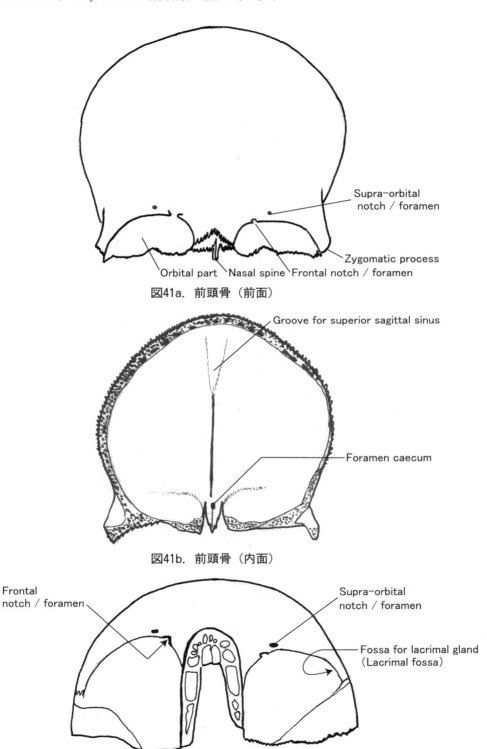

図41a. 前頭骨（前面）

図41b. 前頭骨（内面）

図41c. 前頭骨（下面）

3．骨の観察

2）parietal bone, *Os parietale*（頭頂骨）（図42a、b）

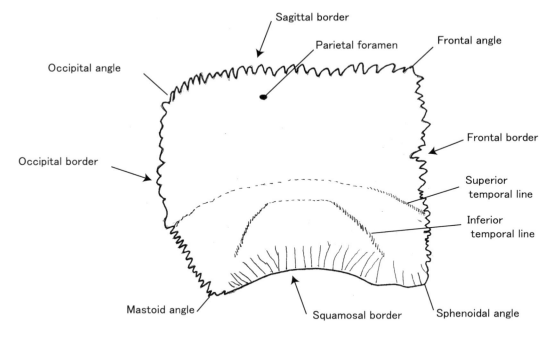

図42a．右頭頂骨（外側面）

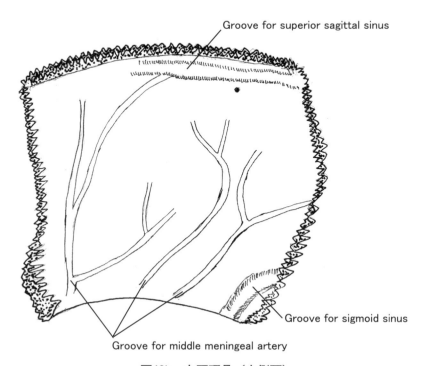

図42b．右頭頂骨（内側面）

3) occipital bone, *Os occipitale*（後頭骨）（図43a、b、c）

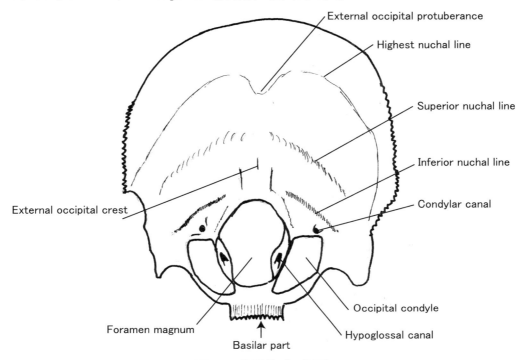

図43a. 後頭骨（下後面）

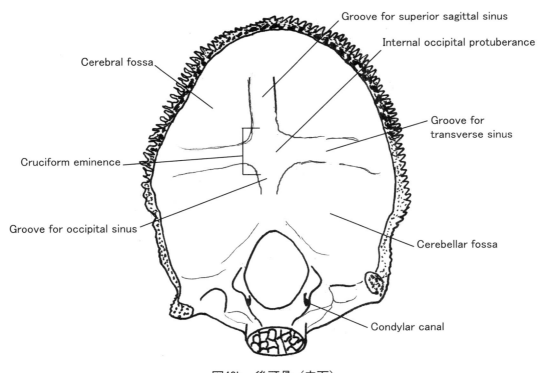

図43b. 後頭骨（内面）

3. 骨の観察 67

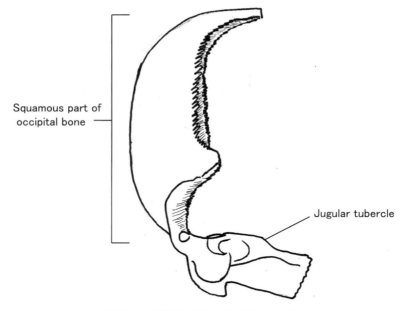

図43c. 後頭骨（右から見たところ）

4）temporal bone, *Os temporale*（側頭骨）（図44a、b、c）

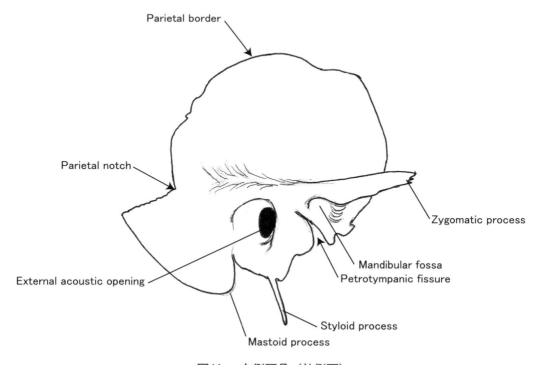

図44a. 右側頭骨（外側面）

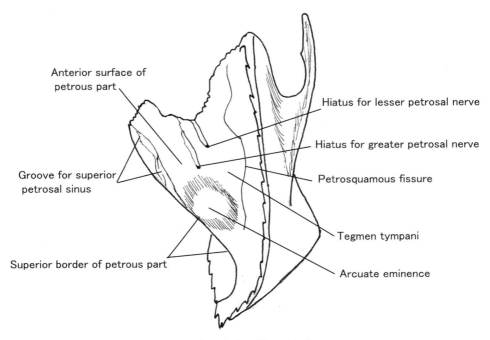

図44b. 右側頭骨（上面）

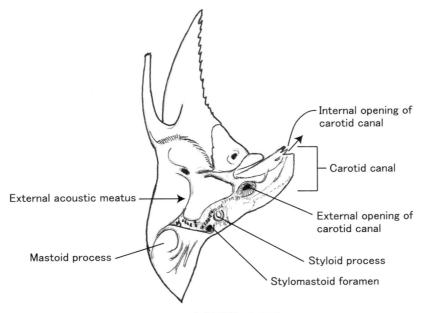

図44c. 右側頭骨（下面）

3．骨の観察 69

5）sphenoid; sphenoidal bone, *Os sphenoidale*（蝶形骨）（図45a、b、c、d）

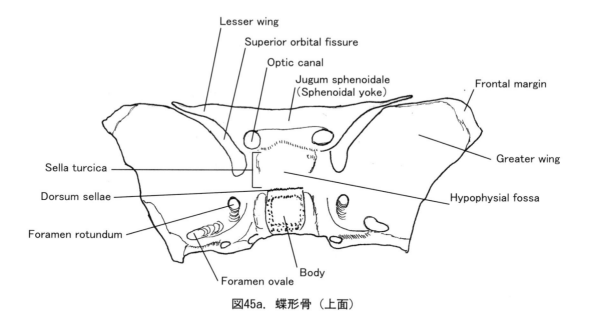

図45a. 蝶形骨（上面）

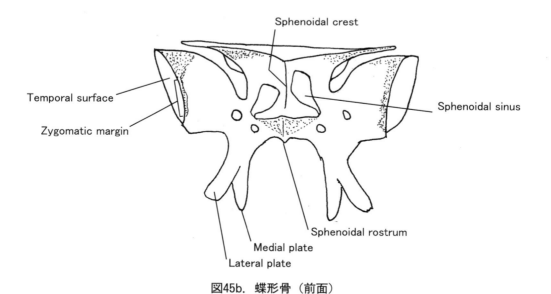

図45b. 蝶形骨（前面）

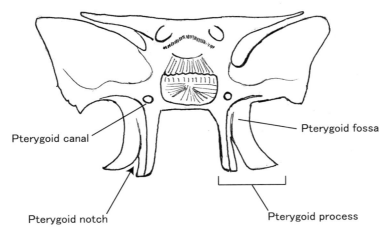

図45c. 蝶形骨（後面）

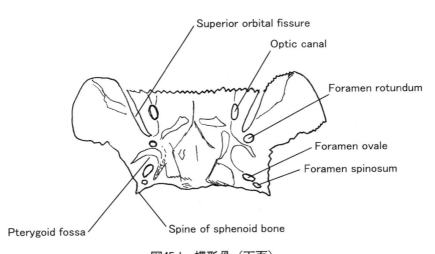

図45d. 蝶形骨（下面）

3. 骨の観察

⑥Viscerocranium; facial skeleton, *Viscerocranium*（内臓頭蓋；顔面頭蓋）

a．Individual facial bones（個々の内臓頭蓋骨）

・顔面を構成する骨の名称・部位・個数を確認する。

・図譜あるいは展示分解骨標本で個々の骨についてさらに学習する。

1 ）ethmoid; ethmoidal bone, *Os ethmoidale*（篩骨）*（図46a、b、c）

嗅覚との関係を考える。ethmoidal cells, *Cellulae ethmoidales*（篩骨洞；篩骨蜂巣）を観察する。

＊：ethmoid; ethomoidal bone, *OS ethmoidale*（篩骨）は、neurocranium; brain box, *Neurocranium*（神経頭蓋；脳頭蓋）に分類されるが、viscerocranium; facial skeleton, *Viscerocranium*（内臓頭蓋；顔面頭蓋）の構成要素であるので、ここに掲げた。

2 ）inferior nasal concha, *Concha nasalis inferior*（下鼻甲介）（図47a、b）

3 ）vomer, *Vomer*（鋤骨）（図48a、b）

4 ）nasal bone, *Os nasale*（鼻骨）（図49a、b）

5 ）lacrimal bone, *Os lacrimale*（涙骨）（図50）

6 ）maxilla, *Maxilla*（上顎骨）（図51a、b）

maxillary sinus, *Sinus maxillaris*（上顎洞）に注目する。

7 ）palatine bone, *Os palatinum*（口蓋骨）（図52a、b、c）

maxilla, *Maxilla*（上顎骨）と sphenoid; sphenoidal bone, *Os sphenoidale*（蝶形骨）との結合を観察する。

8 ）zygomatic bone, *Os zygomaticum*（頬骨）（図53a、b）

9 ）mandible, *Mandibula*（下顎骨）（図54a、b）

10）hyoid bone, *Os hyoideum*（舌骨）（図55）

mandible, *Mandibula*（下顎骨）によく似ている理由を考える。

1) ethmoid; ethmoidal bone, *Os ethmoidale*（篩骨）（図46a、b、c）

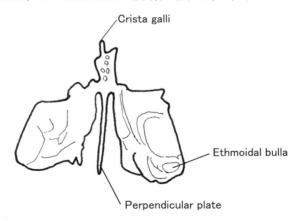

図46a. 篩骨（後面）

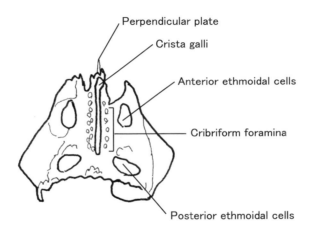

図46b. 篩骨（上面）

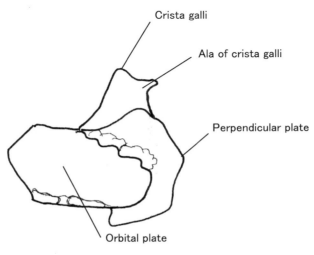

図46c. 篩骨（右から見たところ）

2）inferior nasal concha, *Concha nasalis inferior*（下鼻甲介）（図47a、b）

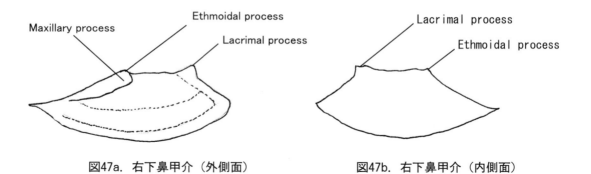

図47a. 右下鼻甲介（外側面）　　　　　図47b. 右下鼻甲介（内側面）

3）vomer, *Vomer*（鋤骨）（図48a、b）

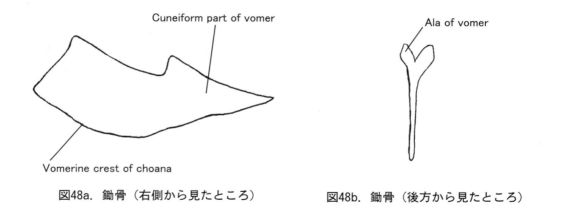

図48a. 鋤骨（右側から見たところ）　　図48b. 鋤骨（後方から見たところ）

4）nasal bone, *Os nasale*（鼻骨）（図49a、b）

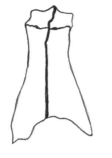 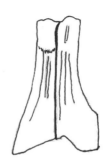

図49a. 左右鼻骨（前面）　　　　　　　図49b. 左右鼻骨（後面）

5) lacrimal bone, *Os lacrimale*（涙骨）（図50）

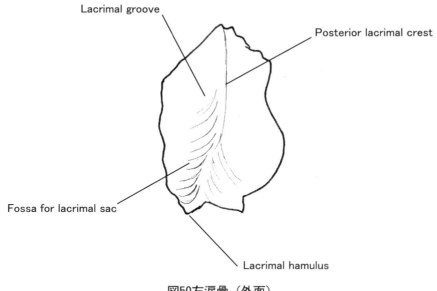

図50 左涙骨（外面）

ほねクイズ・頭部（答えは124〜125ページ）

頭部－9　foramen caecum をもつ骨の名称を記せ

頭部－10　frontal crest（frontal bone）に付着するものの名称を記せ

頭部－11　parietal foramen をもつ骨の名称を記せ

頭部－12　parietal foramen を通過するものの名称を記せ

頭部－13　stylomastoid foramen をもつ骨の名称を記せ

頭部－14　stylomastoid foramen を通過するものの名称を記せ

6）maxilla, *Maxilla*（上顎骨）（図51a、b）

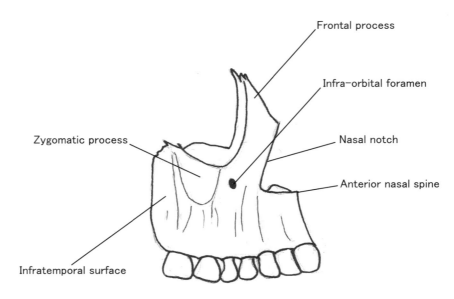

図51a．右上顎骨（外側面）

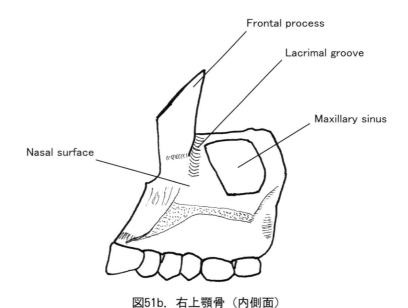

図51b．右上顎骨（内側面）

7) palatine bone, *Os palatinum*（口蓋骨）（図52a、b、c）

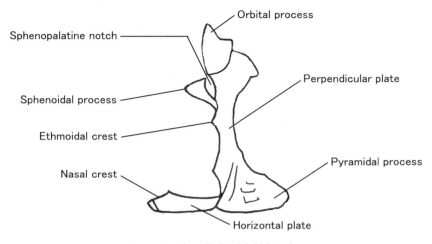

図52a. 右口蓋骨（後外側面）

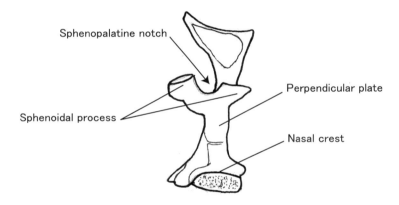

図52b. 右口蓋骨（内側面）

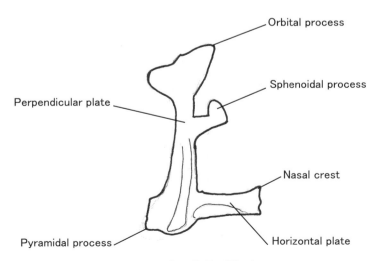

図52c. 右口蓋骨（前面）

3．骨の観察　77

8）zygomatic bone, *Os zygomaticum*（頬骨）（図53a、b）

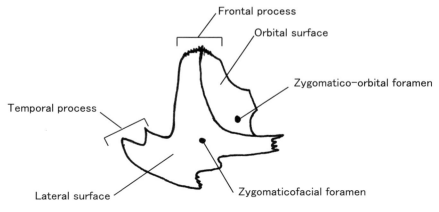

図53a．右頬骨（外側面）

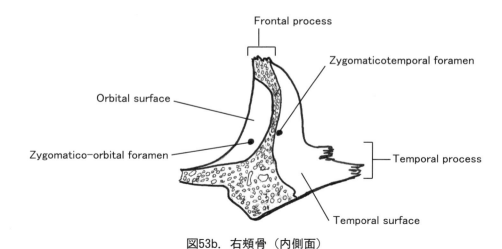

図53b．右頬骨（内側面）

ほねクイズ・頭部 （答えは125ページ）

頭部－15　groove for superior sagittal sinus をもつ骨の名称をすべて記せ

頭部－16　groove for superior sagittal sinus を通過するものの名称を記せ

頭部－17　groove for middle meningeal artery をもつ骨の名称を記せ

頭部－18　groove for middle meningeal artery を通過するものの名称を記せ

頭部－19　groove for transverse sinus をもつ骨の名称を記せ

頭部－20　groove for transverse sinus を通過するものの名称を記せ

頭部－21　foramen magnum をもつ骨の名称を記せ

頭部－22　foramen magnum を通過するものの名称を記せ

頭部－23　internal acoustic opening をもつ骨の名称を記せ

頭部－24　internal acoustic opening を通過するものの名称をすべて記せ

頭部－25　maxilla の frontal process に接続する骨の名称を記せ

頭部－26　cribriform foramina を通過する神経の名称を記せ

頭部－27　crista galli をもつ骨の名称を記せ

頭部－28　vomer が存在する身体の部位の名称を記せ

頭部－29　palatine bone が接続する骨の名称をすべて記せ

9）mandible, *Mandibula*（下顎骨）（図54a、b）
- Body of mandible, *Corpus mandibulae*（下顎体）を観察する。
- Ramus of mandible, *Ramus mandibulae*（下顎枝）を観察する。
- Body of mandible, *Corpus mandibulae*（下顎体）と ramus mandible, *Ramus mandibulae*（下顎枝）を区別する。

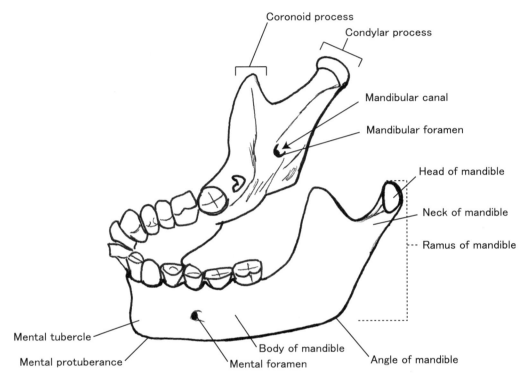

図54a. 下顎骨（左上方から見る）

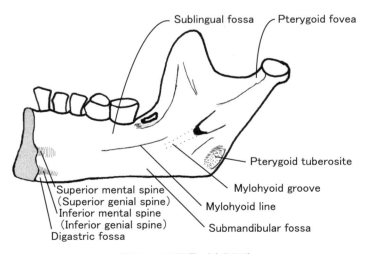

図54b. 下顎骨（内側面）

- Body of mandible, *Corpus mandibulae*（下顎体）と ramus mandible, *Ramus mandibulae*（下顎枝）のなす角度を測定する。
- 外面から次の部位を観察する（図54a、b）。
  1 ）mental protuberance, *Protuberantia mentalis*（オトガイ隆起）
  2 ）mental tubercle, *Tuberculum mentale*（オトガイ結節）
  3 ）chin, *Mentum*（チン：下あご前方）
  4 ）mental foramen, *Foramen mentale*（オトガイ孔）
  5 ）ramus of mandible, *Ramus mandibulae*（下顎枝）
  6 ）condylar process, *Processus condylaris*（関節突起）
  7 ）coronoid process, *Processus coronoideus*（筋突起）
  8 ）mandibular notch, *Incisura mandibulae*（下顎切痕）
  9 ）dental alveoli, *Alveoli dentales*（歯槽）
  10）alveolar arch, *Arcus alveolaris*（歯槽弓）
- 外面から全体として chin, *Mentum*（チン：下あご前方）がどれほど突出しているかを自分自身と比較する。
- Mental foramen, *Foramen mentale*（オトガイ孔）を通過するものの名称を調べる。
- Ramus of mandible, *Ramus mandibulae*（下顎枝）では二つの突起すなわち、condylar process, *Processus condylaris*（関節突起）と coronoid process, *Processus coronoideus*（筋突起）との間の mandibular notch, *Incisura mandibulae*（下顎切痕）を観察する。
- Dental alveoli, *Alveoli dentales*（歯槽）を観察し、maxilla, *Maxilla*（上顎骨）の dental alveoli, *Alveoli dentales*（歯槽）との違いを調べる。
- Alveolar arch, *Arcus alveolaris*（歯槽弓）の形を確認する。
- 内面から次の部位を観察する（図54a、b）。
  1 ）pterygoid fovea, *Fovea pterygoidea*（翼突筋窩）
  2 ）pterygoid tuberosity, *Tuberositas pterygoidea*（翼突筋粗面）
  3 ）mandibular foramen, *Foramen mandibulae*（下顎孔）
  4 ）mylohyoid groove, *Sulcus mylohyoideus*（顎舌骨筋神経溝）
  5 ）superior mental spine; superior genial spine, *Spina mentalis superior; Spina geni superior*（上オトガイ棘）
  6 ）inferior mental spine; inferior genial spine, *Spina mentalis inferior; Spina geni inferior*（下オトガイ棘）
  7 ）digastric fossa, *Fossa digastrica*（二腹筋窩）
  8 ）submandibular fossa, *Fovea submandibularis*（顎下腺窩）
  9 ）sublingual fossa, *Fovea sublingualis*（舌下腺窩）

・年齢による形態的な変化について考察する。

10) hyoid bone, *Os hyoideum*（舌骨）（図55）

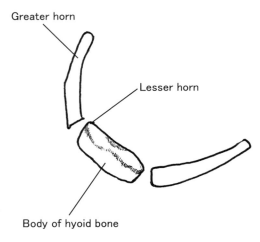

図55. 舌骨

Temporomandibular joint（T-M joint）, *Articulatio temporomandibularis*（顎関節）
・次の部位を確認する。
　1) mandibular fossa, *Fossa mandibularis*（下顎窩）
　2) mandible, *Mandibula*（下顎骨）
・Mandibular fossa, *Fossa mandibularis*（下顎窩）に mandible, *Mandibula*（下顎骨）をはめて、どのような運動が可能かを考察する。
・咀嚼筋の種類と、mandible, *Mandibula*（下顎骨）に付着する部位を考える。
・顎関節脱臼について考えてみる。
・顎関節脱臼の整復はどうすればよいかを考察する。

b．Orbit, *Orbita*（眼窩）（図56）

- 左右の orbit, *Orbita*（眼窩）間の距離を測定する。
- Orbit, *Orbita*（眼窩）の大きさを測定する。
- 眼球の直径は、ほぼ24mmであることを参考にして、残りの部分はどのようなもので充たされるかを考える。
- 全体としてどんな形で、眼窩軸はどの方向を指し示しているかを考える。
- Orbit, *Orbita*（眼窩）を構成する骨について上下、内外側壁別に考える。
- どの壁が最も薄いかを考える。
- Orbit, *Orbita*（眼窩）に開口する孔ないし切痕を観察する。
- 管、孔、切痕、裂は、どこと交通しており、何が通過するのかを考える。
    1）optic canal, *Canalis opticus*（視神経管）
    2）supra-orbital notch / foramen, *Incisura supraorbitalis / Foramen supraorbitale*（眼窩上切痕 / 眼窩上孔）
    3）frontal notch / foramen, *Incisura frontalis / Foramen frontale*（前頭切痕 / 前頭孔）
    4）superior orbital fissure, *Fissura orbitalis superior*（上眼窩裂）

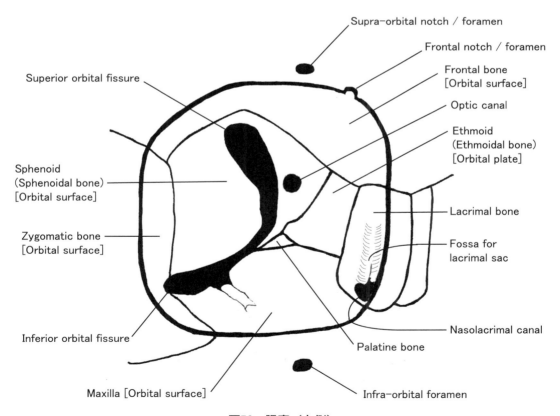

図56．眼窩（右側）

3．骨の観察

5）inferior orbital fissure, *Fissura orbitalis inferior*（下眼窩裂）

6）anterior ethmoidal foramen, *Foramen ethmoidale anterius*（前篩骨孔）

7）posterior ethmoidal foramen, *Foramen ethmoidale posterius*（後篩骨孔）

8）zygomatico-orbital foramen, *Foramen zygomaticoorbitale*（頬骨眼窩孔）

9）infra-orbital foramen, *Foramen infraorbitale*（眼窩下孔）

10）nasolacrimal canal, *Canalis nasolacrimalis*（鼻涙管）

・Fossa for lacrimal gland; lacriml fossa, *Fossa glandulae lacrimalis*（涙腺窩）を観察する。

・Fossa for lacrimal sac, *Fossa sacci lacrimalis*（涙嚢窩）を観察する。

・Fossa for lacrimal gland; lacrimal fossa, *Fossa glandulae lacrimalis*（涙腺窩）と Fossa for lacrimal sac, *Fossa sacci lacrimalis*（涙嚢窩）を区別する。

ほねクイズ・頭部（答えは125ページ）

頭部−30　zygomatic bone に接続する骨の名称をすべて記せ

頭部−31　zygomatic bone の frontal process に接続する骨の名称をすべて記せ

頭部−32　zygomatic bone の frontal process に接続する骨の部位の名称をすべて記せ

頭部−33　orbit を構成する骨の名称をすべて記せ

頭部−34　superior orbital fissure を通過する神経をすべて記せ

c．Bony nasal cavity, *Cavitas nasalis ossea*（鼻腔）（図57）

- 生体での外鼻と異なりそぎとられたような形になっている理由を考える。
- Piriform aperture, *Apertura piriformis*（梨状口）を観察する。
- Choana; posterior nasal aperture, *Choana; Apertura nasalis posterior*（後鼻孔）を観察する。
- Bony nasal septum, *Septum nasi osseum*（骨鼻中隔）を観察する。
- Piriform aperture, *Apertura piriformis*（梨状口）と choana; posterior nasal aperture, *Choana; Apertura nasalis posterior*（後鼻孔）の形を比べる。
- 各壁の構造を調べる。
- Bony nasal septum, *Septum nasi osseum*（骨鼻中隔）の状態（真っ直ぐか歪んでいるか）を確認する。
- 3つの nasal concha, *Concha nasalis*（鼻甲介）、すなわち superior nasal concha, *Concha nasalis superior*（上鼻甲介）、middle nasal choncha, *Concha nasalis media*（中鼻甲介）、inferior nasal concha, *Concha nasalis inferior*（下鼻甲介）を観察する。これらの中で、どの部分が ethmoid; ethmoidal bone, *Os ethmoidale*（篩骨）に含まれるかを考える。
- Nasal cavity, *Cavum nasi*（鼻腔）に開口する孔を確認する。
- 気道と嗅覚器としての bony nasal cavity, *Cavitas nasalis osse*（鼻腔）の構造を考える。

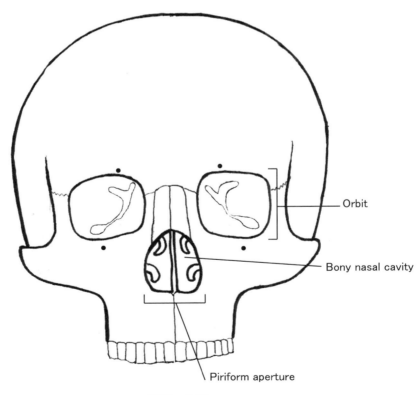

図57. 鼻腔

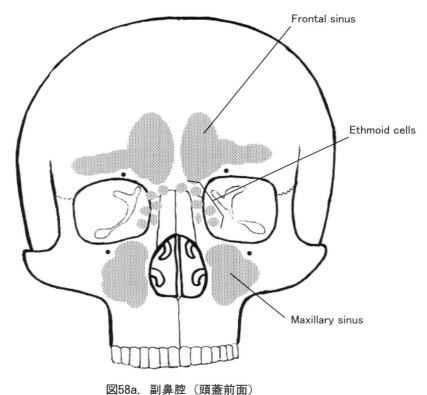

図58a. 副鼻腔（頭蓋前面）

d．Paranasal sinuses, *Sinus paranasales*（副鼻腔）（図58a, b）

- Paranasal sinuses, *Sinus paranasales*（副鼻腔）をもつ骨を観察する。
- Cranium, *Cranium*（頭蓋）における paranasal sinuses, *Sinus paranasales*（副鼻腔）の位置を確認する。
- Bony nasal cavity, *Cavitas nasalis ossea*（鼻腔）の周辺の骨の内部に存在する paranasal sinuses, *Sinus paranasales*（副鼻腔）を観察する。

　1) maxilla, *Maxilla*（上顎骨）－　maxillary sinus, *Sinus maxillaris*（上顎洞）

　2) frontal bone, *Os frontale*（前頭骨）－　frontal sinus, *Sinus frontalis*（前頭洞）

　3) sphenoid; sphenoidal bone, *Os sphenoidale*（蝶形骨）－　sphenoidal sinus, *Sinus sphenoidalis*（蝶形骨洞）

　4) ethmoid; ethomoidal bone, *Os ethmoidale*（篩骨）－　ethmoidal cells, *Cellulae ethmoidales*（篩骨洞；篩骨蜂巣）

- それらの空洞が bony nasal cavity, *Cavitas nasalis ossea*（鼻腔）に連絡する部分を観察する。

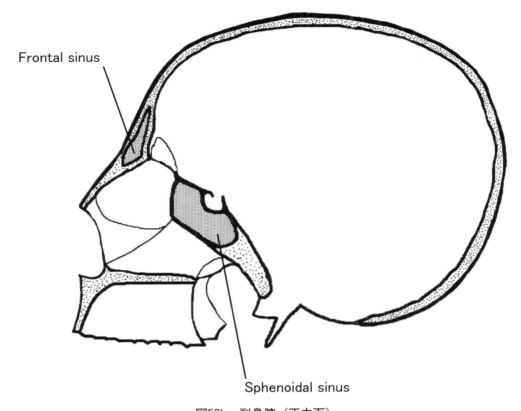

図58b. 副鼻腔（正中面）

ほねクイズ・頭部 （答えは125ページ）

頭部－35　mandibular fossa をもつ骨の名称を記せ

頭部－36　mandibular fossa に関節する骨の名称を記せ

頭部－37　mandibular fossa に関節する骨の部位の名称を記せ

e．Bony palate, *Palatum osseum*（骨口蓋）（図59）
・構成する骨の名称・部位・個数を確認する。
・Bony palate, *Palatum osseum*（骨口蓋）を構成している骨の境界を確認する。
・生体の palate, *Palatum*（口蓋）と比較する。
・Incisive suture, *Sutura incisiva*（切歯縫合）を確認する。
・Incisive suture, *Sutura incisiva*（切歯縫合）と dental alveoli, *Alveoli dentales*（歯槽）との関係を考える。
・Incisive fossa, *Fossa incisiva*（切歯窩）を観察する。
・Incisive canals, *Canales incisivi*（切歯管）を通過するものを考える。
・Greater palatine foramen, *Foramen palatinum majus*（大口蓋孔）と lesser palatine foramina, *Foramina palatina minora*（小口蓋孔）はどこと交通するかを確認する。
・Alveolar arch, *Arcus alveolaris*（歯槽弓）の形状を調べる。
・Dental alveoli, *Alveoli dentales*（歯槽）と、そこにおさまっていた teeth, *Dentes*（歯）との関係を考える。

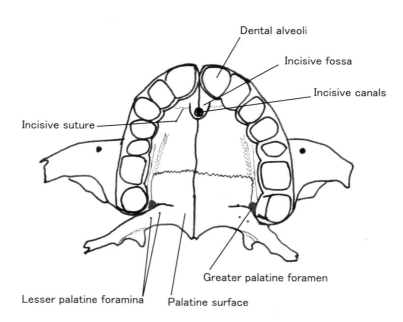

図59．骨口蓋

f．Zygomatic arch, *Arcus zygomaticus*（頬骨弓）（図60）

・Zygomatic arch, *Arcus zygomaticus*（頬骨弓）の突出を確認する。
・Zygomatic arch, *Arcus zygomaticus*（頬骨弓）を構成する骨を確認する。
・自分自身のzygomatic arch, *Arcus zygomaticus*（頬骨弓）と比較して、突出している状態を比較する。
・次の開口部分を確認する（図53a、b）。
　1）zygomaticofacial foramen, *Foramen zygomaticofaciale*（頬骨顔面孔）
　2）zygomatico-orbital foramen, *Foramen zygomaticoorbitale*（頬骨眼窩孔）
　3）zygomaticotemporal foramen, *Foramen zygomaticotemporale*（頬骨側頭孔）

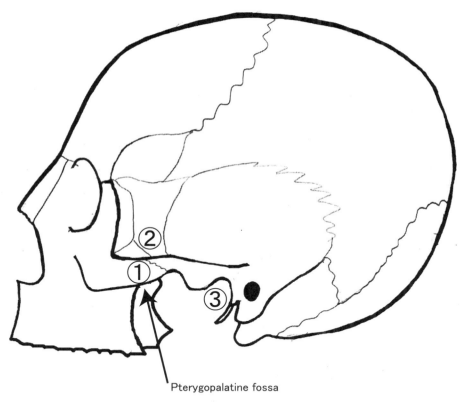

Pterygopalatine fossa
①：Zygomatic arch
②：Temporal fossa
③：Infratemporal fossa

図60．頬骨弓、側頭窩、側頭下窩および翼口蓋窩

g．Temporal, infratemporal and pterygopalatine fossa, *Fossa temporalis, Fossa infratemporalis et Fossa pterygopalatina*（側頭窩、側頭下窩および翼口蓋窩）（図60）

- この3つの fossa, *Fossa*（窩）はお互いに交通することを観察する。
- 生体では何で満たされているかを考察する。
- Mandible, *Mandibula*（下顎骨）を加えて咀嚼運動との関係を考察する。
- Pterygopalatine fossa, *Fossa pterygopalatina*（翼口蓋窩）が交通する部位を確認する。
- Pterygoid canal, *Canalis pterygoideus*（翼突管）と sphenopalatine foramen, *Foramen sphenopalatinum*（蝶口蓋孔）を追跡する。

ほねクイズ・頭部（答えは125ページ）

頭部－38　parietal bone に接続する骨の名称をすべて記せ

頭部－39　zygomatic process をもつ骨の名称を記せ

頭部－40　zygomatic process に接続する骨の名称を記せ

頭部－41　zygomatic process に接続する骨の部位の名称を記せ

頭部－42　foramen ovale をもつ骨の名称を記せ

頭部－43　foramen ovale を通過するものの名称を記せ

頭部－44　foramen rotundum をもつ骨の名称を記せ

頭部－45　foramen rotundum を通過するものの名称を記せ

頭部－46　infra-orbital foramen をもつ骨の名称を記せ

頭部－47　infra-orbital foramen を通過するものの名称をすべて記せ

ほねクイズ・頭部 （答えは125～126ページ）

頭部－48　foramen spinosum をもつ骨の名称を記せ

頭部－49　foramen spinosum を通過するものの名称をすべて記せ

頭部－50　inferior nasal concha が存在する身体の部位の名称を記せ

頭部－51　coronoid process をもつ骨の名称を記せ

頭部－52　coronoid process に付く筋の名称を記せ

頭部－53　mandibular canal が存在する骨の名称を記せ

頭部－54　mandibular canal を通過するものの名称をすべて記せ

頭部－55　mental foramen が存在する骨の名称を記せ

頭部－56　mental foramen を通過するものの名称をすべて記せ

頭部－57　bony nasal septum を構成する骨の名称をすべて記せ

頭部－58　superior nasal concha が存在する身体の部位の名称を記せ

頭部－59　superior nasal concha をもつ骨の名称を記せ

頭部－60　middle nasal concha が存在する身体の部位の名称を記せ

頭部－61　middle nasal concha をもつ骨の名称を記せ

頭部－62　paranasal sinus をもつ骨とその sinus の名称をすべて記せ

【資　料】

人体概観

1．方向と位置を示す用語

1）体の基準面と名称
　直立した人体において、互いに交わる3方向の基準面が設けられている（図a）。
a．前頭面（ぜんとうめん）frontal plane
　前頭部と平行の縦面である。人体を前後に分ける面であり、前額面（ぜんがくめん）coronal plane ともいわれる。単純X線撮影画像において前頭面の画像を見ることができる。
b．水平面（すいへいめん）horizontal plane
　地表面と平行な面で、体を上下に分ける面である。CT検査画像において水平面の画像を見ることができる。
c．矢状面（しじょうめん）sagittal plane
　矢が正面から飛んでくる方向を想定した縦面であり、前方から後方に体を左右に分ける面である。特に体の中心軸を通る矢状面を正中面 median plane（せいちゅうめん）という。MRI検査画像において矢状面あるいは正中面の画像を見ることができる。

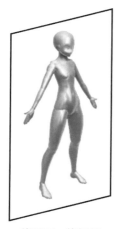 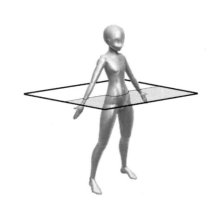 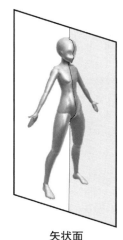

前頭面：前額面　　　　　　　水平面　　　　　　　矢状面
　　　　　　　　　　　　　　　　　　　　　（体の中心軸を通る面は、正中面）

図a．人体の三基準面

2）体の方向と用語

体の方向は、人体を解剖学的正位（図b）といわれる姿勢を想定することで次の用語によって表すことができる。これらの用語は、対になっている場合が多い。

a．内側（ないそく）／外側（がいそく）
  ・内側：正中面に近い方を示す。
  ・外側：正中面から遠い方を示す。
b．近位（きんい）／遠位（えんい）
  ・近位：基準となる部位に近い方を示す。
  ・遠位：基準となる部位から遠い方を示す。
c．前・後・上・下（ぜん・ご・じょう・げ）
  ・前・後・上・下は、ヒトと動物で意味を取り違えやすいため、明確な表現が必要である。
    前　→　腹側 ventral（ふくそく）
    後　→　背側 dorsal（はいそく）
    上　→　頭側 cranial（とうそく）
    下　→　尾側 caudal（びそく）

解剖学的正位とは、解剖学的な人体の基準姿勢である。全身を前方に向けて直立し、両腕は、まっすぐ下方に伸ばして下ろし、手掌面を前方に向け指を伸ばす。足は、足背を前方に向け、足の指も伸ばす。

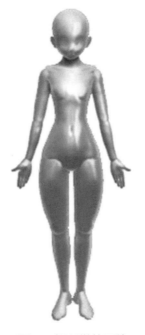

図b．解剖学的正位

２．人体の区分と部位

　人体は、体の中軸部分を構成する体幹（たいかん）trunk と、その体幹部分から出る体肢（たいし）limb に区分される。

1）体幹（たいかん）trunk

　体幹（たいかん）trunk は、頭部（とうぶ）head、頸部（けいぶ）neck、胸部（きょうぶ）chest・腹部（ふくぶ）abdomen：後面は、背部（はいぶ）back・骨盤部（こつばんぶ）pelvis：後面は、殿部（でんぶ）buttock で構成されている。

ａ．頭部（とうぶ）head

　頭部は、頭（あたま、とう）head と顔（かお）face で構成されている。骨格を表す用語に頭蓋（とうがい、ずがい）cranium が用いられる。

ｂ．頸部（頚部）（けいぶ）neck

　前面は、頸部（けいぶ）neck（頚：くび、けい）、後面は、項部（こうぶ）nuchal、あるいは、項（うなじ）nape といわれる。

ｃ．胸部（きょうぶ）chest・腹部（ふくぶ）abdomen・骨盤部（こつばんぶ）pelvis

　胸部・腹部の後面は、背部（はいぶ）back である。骨盤部後面は、殿部（でんぶ）buttock である。

　（1）前面から
　　・胸部（きょうぶ）chest
　　・腹部（ふくぶ）abdomen
　　・骨盤部（こつばんぶ）pelvis
　（2）背面から
　　・胸・腹部の後面は、背部（はいぶ）back
　　・骨盤部後面は、殿部（でんぶ）buttock

2）体肢（たいし）limb

ａ．上肢 upper limb（じょうし）

　上肢帯と自由上肢からなる。
　　・上肢帯（じょうしたい）pectoral girdle; shoulder girdle
　　・自由上肢（じゆうじょうし）free part of upper limb
　　　　上腕（じょうわん）arm、前腕（ぜんわん）forearm、手（て）hand

ｂ．下肢（かし）lower limb

　下肢帯と自由下肢からなる。
　　・下肢帯（かしたい）pelvic girdle
　　・自由下肢（じゆうかし）free part of lower limb
　　　　大腿（だいたい）thigh、下腿（かたい）leg、足（あし）foot

【参考図書】

・《系統看護学講座　専門基礎分野》
　解剖生理学　人体の構造と機能 ［1］
　坂井建雄、岡田隆夫（著）
　医学書院　2018年1月6日　第10版

・医療を学ぶ学生のための解剖の手引き―モチベーションを上げる解剖実習―
　松尾拓哉、平塚儒子（著）
　時潮社　2016年3月25日　第1版

・図解　解剖学事典　第3版
　Begründet von Heinz Feneis（著）、山田英智（監訳）
　医学書院　2013年10月15日　第3版

・解剖学用語　改訂13版
　社団法人日本解剖学会（監修）、解剖学用語委員会（編集）
　医学書院　2007年3月1日　第1版

・日本人体解剖学　上巻　骨格系・筋系・神経系
　金子丑之助（原著）、金子勝治、穐田真澄（改訂）
　南山堂　2000年1月6日　第19版

・分担 解剖学1　総説・骨学・靱帯学・筋学
　森於菟、小川鼎三、大内弘、森富（著）
　金原出版　1982年2月20日　第11版

・骨学実習の手びき
　寺田春水、藤田恒夫（著）
　南山堂　1978年4月20日　第3版

【日本語索引】

日本語	読み	ページ
【う】		
鳥口突起	うこうとっき	30
【お】		
横突孔	おうとつこう	20
オトガイ孔	おとがいこう	81
オトガイ隆起	おとがいりゅうき	81
オトガイ結節	おとがいけっせつ	81
【か】		
外果	がいか	52
外後頭隆起	がいこうとうりゅうき	56
外耳孔	がいじこう	56，57，63
外側顆	がいそくか	47，50
外側楔状骨	がいそくけつじょうこつ	54
外側上顆	がいそくじょうか	35，47
外側唇	がいそくしん	47
外側仙骨稜	がいそくせんこつりょう	24
外側半月	がいそくはんげつ	52
外頭蓋底	がいとうがいてい／がいずがいてい	62，63
解剖学的真結合線	かいぼうがくてきしんけつごうせん	44
解剖頸	かいぼうけい	34
下オトガイ棘	かおとがいきょく	81
下顎窩	かがくか	82
下顎孔	かがくこう	81
下顎骨	かがくこつ	72，80，90
下顎枝	かがくし	80，81
下顎切痕	かがくせっこん	81
下顎体	かがくたい	80，81
顆管	かかん	63
顆間窩	かかんか	47
下眼窩裂	かがんかれつ	84
顆間隆起	かかんりゅうき	50
顎関節	がくかんせつ	82
顎舌骨筋神経溝	がくぜっこつきんしんけいこう	81
下肢帯	かしたい	41
下側頭線	かそくとうせん	58
肩関節	かたかんせつ	36
顎下腺窩	がっかせんか	81

滑車切痕	かっしゃせっこん	36
下鼻甲介	かびこうかい	72, 74, 85
眼窩	がんか	83
眼窩下縁	がんかかえん	56, 57
眼窩下孔	がんかかこう	84
眼窩上孔	がんかじょうこう	83
寛骨	かんこつ	41
寛骨臼	かんこつきゅう	41
眼耳平面	がんじへいめん	56
関節窩	かんせつか	30
関節突起	かんせつとっき	81
環椎	かんつい	20
環椎後頭関節	かんついこうとうかんせつ	63
顔面頭蓋	がんめんとうがい／がんめんずがい	64, 72
岩様部	がんようぶ	64

【き】

基節骨（手）	きせつこつ	41
弓状線	きゅうじょうせん	41
弓状隆起	きゅうじょうりゅうき	61
胸郭	きょうかく	26
胸骨	きょうこつ	28, 32
頬骨	きょうこつ	72, 78
胸骨下角	きょうこつかかく	26
胸骨角	きょうこつかく	28
頬骨眼窩孔	きょうこつがんかこう	84, 89
頬骨顔面孔	きょうこつがんめんこう	89
頬骨弓	きょうこつきゅう	89
頬骨側頭孔	きょうこつそくとうこう	89
胸骨体	きょうこつたい	28
胸骨柄	きょうこつへい	28
胸椎	きょうつい	18, 19, 21, 27
棘下窩	きょくかか	31
棘孔	きょくこう	61
棘上窩	きょくじょうか	31
棘突起	きょくとっき	20
距骨	きょこつ	54
距腿関節	きょたいかんせつ	55
筋突起	きんとっき	81

【け】

鶏冠	けいかん	61
脛骨	けいこつ	50, 52, 54
脛骨粗面	けいこつそめん	51

【日本語索引】 *97*

脛骨体	けいこつたい	50
茎状突起（尺骨）	けいじょうとっき（しゃっこつ）	36
茎状突起（側頭骨）	けいじょうとっき（そくとうこつ）	62
茎状突起（橈骨）	けいじょうとっき（とうこつ）	38
頸静脈結節	けいじょうみゃくけっせつ	62
頸静脈孔	けいじょうみゃくこう	61, 62
頸椎	けいつい	19, 20
頸動脈管	けいどうみゃくかん	63
茎乳突孔	けいにゅうとつこう	63
頸肋	けいろく	20
外科頸	げかけい	34
月状骨	げつじょうこつ	39
結節間溝	けっせつかんこう	34
肩甲棘	けんこうきょく	31
肩甲骨	けんこうこつ	30, 31, 32
肩甲切痕	けんこうせっこん	30
剣状突起	けんじょうとっき	28
肩峰	けんぽう	31

【こ】

口蓋	こうがい	88
口蓋骨	こうがいこつ	72, 77
岬角	こうかく	24
後篩骨孔	こうしこつこう	84
鈎状突起	こうじょうとっき	36
後仙骨孔	こうせんこつこう	24
後頭顆	こうとうか	62
後頭蓋窩	こうとうがいか	60, 62
後頭骨	こうとうこつ	20, 64, 67
鈎突窩	こうとつか	35
後鼻孔	こうびこう	85
股関節	こかんせつ	47
鼓室	こしつ	64
鼓室蓋	こしつがい	61
鼓室部	こしつぶ	64
骨口蓋	こつこうがい	88
骨盤	こつばん	44
骨盤腔	こつばんくう	44
骨盤上口	こつばんじょうこう	44
骨鼻中隔	こつびちゅうかく	85

【さ】

鎖骨	さこつ	32
坐骨	ざこつ	41

坐骨棘	ざこつきょく	41
坐骨結節	ざこつけっせつ	41
三角筋粗面	さんかくきんそめん	35
三角骨	さんかくこつ	39
産科的真結合線	さんかてきしんけつごうせん	44
三叉神経圧痕	さんさしんけいあっこん	61

【し】

耳管溝	じかんこう	63
軸椎	じくつい	20
指骨（手）	しこつ	41
趾骨（足）	しこつ	55
篩骨	しこつ	64, 72, 73, 86
篩骨洞	しこつどう	72, 86
篩骨蜂巣	しこつほうそう	72, 86
視神経管	ししんけいかん	61, 83
歯槽	しそう	81, 88
歯槽弓	しそうきゅう	81, 88
膝蓋骨	しつがいこつ	48, 52
膝関節	しつかんせつ	52
歯突起	しとっき	20
篩板	しばん	61
斜台	しゃだい	62
尺骨	しゃっこつ	36
尺骨神経	しゃっこつしんけい	36
尺骨神経溝	しゃっこつしんけいこう	36
尺骨粗面	しゃっこつそめん	36
尺骨体	しゃっこつたい	36
尺骨頭	しゃっこつとう	36
舟状骨（手）	しゅうじょうこつ	39
舟状骨（足）	しゅうじょうこつ	54
手根骨	しゅこんこつ	39
手根中手関節	しゅこんちゅうしゅかんせつ	39
種子骨	しゅしこつ	41
上オトガイ棘	じょうおとがいきょく	81
上顎骨	じょうがくこつ	72, 76, 81, 86
上顎洞	じょうがくどう	72, 86
上眼窩裂	じょうがんかれつ	61, 83
小結節	しょうけっせつ	34
小口蓋孔	しょうこうがいこう	88
踵骨	しょうこつ	54
小骨盤	しょうこつばん	44
踵骨隆起	しょうこつりゅうき	55
小坐骨切痕	しょうざこつせっこん	41

【日本語索引】 *99*

上矢状洞溝	じょうしじょうどうこう	59
上肢帯	じょうしたい	30
小錐体神経溝	しょうすいたいしんけいこう	61
上側頭線	じょうそくとうせん	58
小転子	しょうてんし	47
上鼻甲介	じょうびこうかい	85
小翼	しょうよく	64
小菱形骨	しょうりょうけいこつ	39
上腕骨	じょうわんこつ	34
上腕骨顆	じょうわんこつか	35
上腕骨体	じょうわんこつたい	34, 35
上腕骨頭	じょうわんこつとう	34
鋤骨	じょこつ	72, 74
神経頭蓋	しんけいとうがい／しんけいずがい	64
真結合線	しんけつごうせん	44

【す】

錐体	すいたい	61
頭蓋	ずがい／とうがい	56, 57, 58, 64, 86
頭蓋冠	ずがいかん／とうがいかん	58, 59
頭蓋腔	ずがいくう／とうがいくう	57, 60
頭蓋骨	ずがいこつ／とうがいこつ	20
頭蓋指数	ずがいしすう／とうがいしすう	57
頭蓋底	ずがいてい／とうがいてい	58

【せ】

正円孔	せいえんこう	61
正中仙骨稜	せいちゅうせんこつりょう	24
脊柱	せきちゅう	17
舌下神経管	ぜっかしんけいかん	62
舌下腺窩	ぜっかせんか	81
舌骨	ぜっこつ	72, 82
切歯窩	せっしか	88
切歯管	せっしかん	88
切歯縫合	せっしほうごう	88
仙骨	せんこつ	24
仙骨盤面	せんこつばんめん	41
前篩骨孔	ぜんしこつこう	84
前仙骨孔	ぜんせんこつこう	24
仙椎	せんつい	24
前庭小管外口	ぜんていしょうかんがいこう	61
前頭蓋窩	ぜんとうがいか	60, 61
前頭骨	ぜんとうこつ	64, 65, 86
前頭切痕	ぜんとうせっこん	83

前頭洞	ぜんとうどう	86

【そ】

側頭窩	そくとうか	90
側頭下窩	そくとうかか	90
側頭骨	そくとうこつ	64, 68
粗線	そせん	47
足根骨	そっこんこつ	54, 55

【た】

大結節	だいけっせつ	34
大孔／大後頭孔	だいこう／だいこうとうこう	62, 63
大口蓋孔	だいこうがいこう	88
大骨盤	だいこつばん	44
大坐骨切痕	だいざこつせっこん	41
大錐体神経溝	だいすいたいしんけいこう	61
大腿骨	だいたいこつ	46, 52
大腿骨頸	だいたいこつけい	47
大腿骨体	だいたいこつたい	47
大腿骨頭	だいたいこつとう	47
大転子	だいてんし	47
大翼	だいよく	64
大菱形骨	だいりょうけいこつ	39

【ち】

恥骨	ちこつ	42
恥骨下角	ちこつかかく	44
恥骨結合	ちこつけつごう	42
恥骨結合面	ちこつけつごうめん	42
恥骨下枝	ちこつかし	42
恥骨上枝	ちこつじょうし	42
恥骨体	ちこつたい	42
中間楔状骨	ちゅうかんけつじょうこつ	54
肘関節	ちゅうかんせつ	39
中間仙骨稜	ちゅうかんせんこつりょう	24
中硬膜動脈溝	ちゅうこうまくどうみゃくこう	59
中手骨	ちゅうしゅこつ	39
中節骨（手）	ちゅうせつこつ	41
中節骨（足）	ちゅうせつこつ	55
中足骨	ちゅうそくこつ	55
肘頭	ちゅうとう	36
肘頭窩	ちゅうとうか	36
中頭蓋窩	ちゅうとうがいか	60, 61
中鼻甲介	ちゅうびこうかい	85

【日本語索引】 *101*

蝶形骨	ちょうけいこつ	64, 70, 72, 86
蝶形骨洞	ちょうけいこつどう	86
蝶口蓋孔	ちょうこうがいこう	90
腸骨	ちょうこつ	41
腸骨窩	ちょうこつか	41
腸骨棘	ちょうこつきょく	41
腸骨稜	ちょうこつりょう	41
チン	ちん	81

【つ】

椎間円板	ついかんえんばん	18
椎弓	ついきゅう	18
椎孔	ついこう	18
椎骨	ついこつ	17, 18
椎体	ついたい	18, 21

【て】

殿筋粗面	でんきんそめん	47
殿筋面	でんきんめん	41
転子窩	てんしか	47
転子間稜	てんしかんりょう	47

【と】

頭蓋	とうがい／ずがい	56, 57, 58, 64, 86
頭蓋冠	とうがいかん／ずがいかん	58, 59
頭蓋腔	とうがいくう／ずがいくう	57, 60
頭蓋骨	とうがいこつ／ずがいこつ	20
頭蓋指数	とうがいしすう／ずがいしすう	57
頭蓋泉門	とうがいせんもん／ずがいせんもん	58
頭蓋底	とうがいてい／ずがいてい	58
橈骨	とうこつ	36, 38
橈骨窩	とうこつか	35
橈骨手根関節	とうこつしゅこんかんせつ	39
橈骨神経溝	とうこつしんけいこう	35
橈骨切痕	とうこつせっこん	36
橈骨粗面	とうこつそめん	38
橈骨体	とうこつたい	38
橈骨頭	とうこつとう	38
豆状骨	とうじょうこつ	39
頭頂骨	とうちょうこつ	64, 66
トルコ鞍	とるこあん	61

【な】

内果	ないか	51

内後頭隆起	ないこうとうりゅうき	62
内耳孔	ないじこう	61
内臓頭蓋	ないぞうとうがい／ないぞうずがい	64, 72
内側顆	ないそくか	47, 50
内側楔状骨	ないそくけつじょうこつ	54
内側上顆	ないそくじょうか	35, 47
内側唇	ないそくしん	47
内側半月	ないそくはんげつ	52
内頭蓋底	ないとうがいてい／ないずがいてい	60

【に】

二腹筋窩	にふくきんか	81
乳突孔	にゅうとつこう	63
乳様突起	にゅうようとっき	62

【の】

脳頭蓋	のうとうがい／のうずがい	64

【は】

歯	は	88
破裂孔	はれつこう	61
板間層	ばんかんそう	59

【ひ】

眉弓	びきゅう	56
鼻腔	びくう	61, 85
鼻甲介	びこうかい	85
腓骨	ひこつ	52, 54
尾骨	びこつ	25
鼻骨	びこつ	72, 74
腓骨頭	ひこつとう	52
尾椎	びつい	25
鼻涙管	びるいかん	84

【ふ】

副鼻腔	ふくびくう	86
フランクフルト平面	ふらんくふるとへいめん	56
分界線	ぶんかいせん	44

【へ】

閉鎖孔	へいさこう	41

【ほ】

縫合	ほうごう	58

【日本語索引】 *103*

【ま】

末節骨（手）	まっせつこつ	41
末節骨（足）	まっせつこつ	55

【み】

眉間	みけん	56

【も】

盲孔	もうこう	61

【ゆ】

有鈎骨	ゆうこうこつ	39
有頭骨	ゆうとうこつ	39

【よ】

腰椎	ようつい	22, 25
翼口蓋窩	よくこうがいか	90
翼状突起	よくじょうとっき	64
翼突管	よくとつかん	90
翼突筋窩	よくとつきんか	81
翼突筋粗面	よくとつきんそめん	81

【ら】

卵円孔	らんえんこう	61

【り】

梨状口	りじょうこう	85
立方骨	りっぽうこつ	54
鱗部	りんぶ	64

【る】

涙骨	るいこつ	72, 75
涙腺窩	るいせんか	84
涙嚢窩	るいのうか	84

【ろ】

肋軟骨	ろくなんこつ	26, 28
肋骨	ろっこつ	21, 27, 28
肋骨頸	ろっこつけい	27
肋骨切痕	ろっこつせっこん	28
肋骨体	ろっこつたい	27
肋骨頭	ろっこつとう	27

【英語索引】

英語	ページ
【A】	
acetabulum	41
acromion	31
alveolar arch	81, 88
anatomical conjugate	44
anatomical neck	34
ankle joint	55
anterior cranial fossa	60, 61
anterior ethmoidal foramen	84
anterior sacral foramina	24
arcuate eminence	61
arcuate line	41
atlanto-occipital joint	63
atlas	20
axis	20
【B】	
bicipital groove	34
body of femur	47
body of humerus	34, 35
body of mandible	80, 81
body of pubis	42
body of radius	38
body of sternum	28
body of tibia	50
body of ulna	36
bones of cranium	20, 56, 57, 59
bony nasal cavity	61, 85, 86
bony nasal septum	85
bony palate	88
brain box	64, 72
【C】	
calcaneus	54
calcaneal tuberosity	55
calvaria	58, 59
capitate	39
carotid canal	63
carpal bones	39

carpometacarpal joints	39
cervical rib	20
cervical vertebra(e)	19, 20
chin	81
choana	85
clavicle	32, 36
clivus	62
coccygeal vertebra(e)	24, 25
coccyx	25
condylar canal	63
condylar process	81
condyle of humerus	35
coracoid process	30
coronoid fossa	35
coronoid process	36, 81
costal cartilage	26, 28
costal notches	28
cranial base	58
cranial cavity	57, 60
cranial index	57
cranium	56, 57, 58, 64, 86
cribriform plate	61
crista galli	61
cuboid	54

【D】

deltoid tuberosity	35
dens	20
dental alveoli	81, 88
digastric fossa	81
Diploe	59
distal phalanx (foot)	55
distal phalanx (hand)	41

【E】

elbow joint	39
ethmoid; ethomoidal bone	64, 72, 73, 86
ethmoidal cells	72, 86
external acoustic opening	56, 57, 63
external occipital protuberance	56
external opening of vestibular canaliculus	61
external surface of cranial base	62, 63
eye-ear plane	56

【F】

facial skeleton	64, 72
false pelvis	44
femur	46, 47, 52
fibula	52
fontanelles	58
foramen caecum	61
foramen lacerum	61
foramen magnum	62, 63
foramen ovale	61
foramen rotundum	61
foramen spinosum	61
foramen transversarium	20
fossa for lacrimal gland	84
fossa for lacrimal sac	84
Frankfurt plane	57
frontal bone	64, 65, 86
frontal notch / foramen	83
frontal sinus	86

【G】

glabella	56
glenohumeral joint	36, 47
glenoid cavity	30
gluteal surface	41
gluteal tuberosity	47
greater palatine foramen	88
greater pelvis	44
greater sciatic notch	41
greater trochanter	47
greater tubercle(s)	34
greater wing	64
groove for greater petrosal nerve	61
groove for lesser petrosal nerve	61
groove for middle meningeal artery	59
groove for radial nerve	35
groove for superior sagittal sinus	59
groove for ulnar nerve	36
gynecological conjugate	44

【H】

hamate	39
head of femur	47
head of fibula	52

head of humerus	34
head of radius	38
head of ulna	36
hip bone	41
hip joint	47, 48
humerus	34
hyoid bone	72, 82
hypoglossal canal	62

【 I 】

iliac crest	41
iliac fossa	41
iliac spine(s)	41
ilium	41
incisive canals	88
incisive fossa	88
incisive suture	88
inferior genial spine	81
inferior mental spine	81
inferior nasal concha	72, 74, 85
inferior orbital fissure	84
inferior pubic ramus	42
inferior temporal line	58
infra-orbital foramen	84
infra-orbital margin	56, 57
infraspinous fossa	31
infrasternal angle	26
infratemporal fossa	90
intercondylar eminence	50
intercondylar fossa	47
intermediate cuneiform	54
intermediate sacral crest	24
internal acoustic opening	61
internal occipital protuberance	62
internal surface of cranial base	60, 63
intertrochanteric crest	47
intertubercular sulcus	34
intervertebrar disc	18
ischial spine	41
ischial tuberosity	41
ischium	41

【 J 】

jugular foramen	61, 62

jugular tubercle	62

【K】

knee joint	52

【L】

lacrimal bone	72, 75
lacrimal fossa	84
lateral condyle	47, 50
lateral cuneiform	54
lateral epicondyle	35, 47
lateral lip	47
lateral malleolus	52
lateral meniscus	52
lateral sacral crest	24
lesser palatine foramina	88
lesser pelvis	44
lesser sciatic notch	41
lesser trochanter	47
lesser tubercle(s)	34
lesser wing	64
linea aspera	47
linea terminalis	44
lumbar vertebrae	22, 24
lunate	39

【M】

mandible	72, 80, 82, 90
mandibular foramen	81
mandibular fossa	82
mandibular notch	81
manubrium of sternum	28
mastoid foramen	63
mastoid process	62
maxilla	72, 76, 81, 86
maxillary sinus	72, 86
medial condyle	47, 50
medial cuneiform	54
medial epicondyle	35, 47
medial lip	47
medial malleolus	51
medial meniscus	52
median sacral crest	24
mental foramen	81

mental protuberance	81
mental spine	81
mental tubercle	81
metacarpals	39
metatarsals	55
middle cranial fossa	60, 61
middle nasal concha	85
middle phalanx (foot)	55
middle phalanx (hand)	41
mylohyoid groove	81

【N】

nasal bone	72, 74
nasal cavity	85
nasal concha	85
nasolacrimal canal	84
navicular	54
neck of femur	47
neurocranium	64

【O】

obstetrical conjugate	44
obturator foramen	41
occipital bone	20, 64, 67
occipital condyle	62
odontoid process	20
olecranon	36
olecranon fossa	36
optic canal	61, 83
orbit	83

【P】

palate	88
palatine bone	72, 77
paranasal sinuses	86
parietal bone	64, 66
patella	48, 52
pectoral girdle	30
pelvic cavity	44
pelvic inlet	44
pelvic girdle	41
pelvis	44
petrous part	64
phalanges (foot)	55

phalanges (hand)	39, 41
piriform aperture	85
pisiform	39
posterior cranial fossa	60, 62
posterior ethmoidal foramen	84
posterior nasal aperture	85
posterior sacral foramina	24
promontory	24
proximal phalanx (hand)	41
pterygoid canal	90
pterygoid fovea	81
pterygoid process	64
pterygoid tuberosity	81
pterygopalatine fossa	90
pubic symphysis	42
pubis	42
pyramid	61

【R】

radial fossa	35
radial groove	35
radial notch	36
radial styloid process	38
radial tuberosity	38
radius	36, 38
ramus of mandible	80, 81
rib(s)	21, 26, 27, 28

【S】

sacral vertebrae	24
sacropelvic surface	41
sacrum	24
scaphoid	39
scapula	30, 31, 32
sella turcica	61
sesamoid bones	41
shaft of femur	47
shaft of radius	38
shaft of tibia	50
shaft of ulna	36
shoulder girdle	30
shoulder joint	36, 47
sphenoid; sphenoidal bone	64, 70, 72, 86
sphenoidal sinus	86

sphenopalatine foramen	90
spine of scapula	31
spinous process	20, 21
squamous part	64
sternal angle	28
sternum	28, 32
styloid process (temporal bone)	62
stylomastoid foramen	63
subcostal angle	26
sublingual fossa	81
submandibular fossa	81
subpubic angle	44
superciliary arch	56
superior mental spine	81
superior orbital fissure	61, 83
superior pubic ramus	42
superior temporal line	58
supra-orbital noch / foramen	83
suprascapular notch	30
supraspinous fossa	31
surgical neck	34
suture	58
symphysial surface	42

【T】

talus	54
tarsals / tarsal bones	54, 55
teeth	88
tegmen tympani	61
temporal bone	64, 68
temporal fossa	90
temporomandibular joint (T-M joint)	82
thigh bone	46, 47, 52
thoracic skeleton	26
thoracic vertebra(e)	18, 19, 21, 22, 27
tibia	50, 52, 54
tibial tuberosity	51
trapezium	39
trapezoid	39
trigeminal impression	61
triquetrum	39
trochanteric fossa	47
trochlear notch	36
true conjugate	44

true pelvis	44
tuberosity of ulna	36
tympanic cavity	64
tympanic part	64

【U】

ulna	36
ulnar nerve	36
ulnar styloid process	36

【V】

vertebra	17, 18
vertebral arch	18
vertebral body	18, 21
vertebral column	17, 18
vertebral foramen	18
viscerocranium	64, 72
vomer	72, 74

【W】

wrist joint	39

【X】

xiphoid process	28

【Z】

zygomatic arch	89
zygomatic bone	72, 78
zygomaticofacial foramen	89
zygomatico-orbital foramen	84, 89
zygomaticotemporal foramen	89

【ラテン語索引】

ラテン語	ページ
【A】	
Acetabulum	41
Acromion	31
Ala major	64
Ala minor	64
Alveoli dentales	81, 88
Angulus infrasternalis	26
Angulus sterni	28
Angulus subpubicus	44
Apertura externa canaliculi vestibuli	61
Aperture nasalis posterior	85
Apertura pelvis superior	44
Apertura piriformis	85
Arcus alveolaris	81, 88
Arcus superciliaris	56
Arcus vertebrae	18
Arcus zygomaticus	89
Articulatio atlantooccipitalis	63
Articulatio coxae	47, 48
Articulatio coxofemoralis	47, 48
Articulatio cubiti	39
Articulatio genus	52
Articulatio glenohumeralis	36, 48
Articulatio humeri	36, 47
Articulatio radiocarpalis	39
Articulatio talocruralis	54
Articulatio temporomandibularis	82
Articulationes carpometacarpales	39
Atlas	20
Axis	20
【B】	
Basis cranii	58
Basis cranii externa	62, 63
Basis cranii interna	60, 63
【C】	
Calcaneus	54
Calvaria	58, 59

Canales incisivi	88
Canalis caroticus	63
Canalis condylaris	63
Canalis nasolacrimalis	84
Canalis nervi hypoglossi	62
Canalis opticus	61, 83
Canalis pterygoideus	90
Caput femoris	47
Caput fibulae	52
Caput humeri	34
Caput radii	38
Caput ulnae	36
Cartilago costalis	26, 28
Cavitas cranii	57, 60, 61
Cavitas glenoidalis	30
Cavitas nasalis ossea	61, 85, 86
Cavitas pelvis	44
Cavitas tympani	64
Cavum nasi	85
Cellulae ethmoidales	72, 86
Choana	85
Cingulum membri inferioris	41
Cingulum membri superioris	30
Cingulum pectoral	30
Cingulum pelvicum	41
Clavicula	32, 36
Clivus	62
Collum anatomicum	34
Collum chirurgicum	34
Collum femoris	47
Columna vertebralis	17
Concha nasalis	85
Concha nasalis inferior	72, 74, 85
Concha nasalis media	85
Concha nasalis superior	85
Condylus humeri	35
Condylus lateralis	47, 50
Condylus medialis	47, 50
Condylus occipitalis	62
Conjugata anatomica	44
Conjugata obstetrica	44
Conjugata vera	44
Corpus femoris	47
Corpus humeri	34, 35

Corpus mandibulae	80, 81
Corpus ossis pubis	42
Corpus radii	38
Corpus sterni	28
Corpus tibiae	50
Corpus ulnae	36
Corpus vertebrae	18, 21
Costa(e)	21, 26, 27, 28
Cranium	19, 56, 57, 58, 64, 86
Crista galli	61
Crista iliaca	41
Crista intertrochanterica	47
Crista sacralis lateralis	24
Crista sacralis medialis	24
Crista sacralis mediana	24

【D】

Dens axis	20
Dentes	88
Discus intervertebrae	18
Diploe	59

【E】

Eminentia arcuata	61
Eminentia intercondylaris	50
Epicondylus lateralis	35, 47
Epicondylus medialis	35, 47

【F】

Facies glutea	41
Facies sacropelvica	41
Facies symphysialis	42
Femur	46, 52
Fibula	52, 54
Fissura orbitalis inferior	84
Fissura orbitalis superior	61, 83
Fonticuli cranii	58
Foramen caecum	61
Foramen ethmoidale anterius	84
Foramen ethmoidale posterius	84
Foramen frontale	83
Foramen infraorbitale	84
Foramen jugulare	61, 62
Foramen lacerum	61

Foramen magnum	62, 63
Foramen mandibulae	81
Foramen mastoideum	63
Foramen mentale	81
Foramen obturatum	41
Foramen ovale	61
Foramen palatinum majus	88
Foramen rotundum	61
Foramen sphenopalatinum	90
Foramen spinosum	61
Foramen stylomastoideum	62, 63
Foramen supraorbitale	83
Foramen transversarium	20
Foramen vertebrale	18
Foramen zygomaticofaciale	89
Foramen zygomaticoorbitale	84, 89
Foramen zygomaticotemporale	89
Foramina palatina minora	88
Foramina sacralia anteriora	24
Foramina sacralia posteriora	24
Fossa coronoidea	35
Fossa cranii anterior	60, 61
Fossa cranii media	60, 61
Fossa cranii posterior	60, 62
Fossa digastrica	81
Fossa glandulae lacrimalis	84
Fossa iliaca	41
Fossa incisiva	88
Fossa infraspinata	31
Fossa infratemporalis	90
Fossa intercondylaris	47
Fossa mandibularis	82
Fossa olecrani	36
Fossa pterygopalatina	90
Fossa radialis	35
Fossa sacci lacrimalis	84
Fossa supraspinata	31
Fossa temporalis	90
Fossa trochanterica	47
Fovea pterygoidea	81
Fovea sublingualis	81
Fovea submandibularis	81

【ラテン語索引】

【G】
Glabella 56

【H】
Humerus 34

【I】
Impressio trigeminalis 61
Incisura frontalis 83
Incisura ischiadica major 41
Incisura ischiadica minor 41
Incisura mandibulae 81
Incisura radialis 36
Incisura scapulae 30
Incisura supraorbitalis 83
Incisura trochlearis 36
Incisurae costales 28

【L】
Labium laterale 47
Labium mediale 47
Lamina cribrosa 61
Linea arcuata 41
Linea aspera 47
Linea temporalis inferior 58
Linea temporalis superior 58
Linea terminalis 44

【M】
Malleolus lateralis 52
Malleolus medialis 51
Mandibula 72, 80, 82, 90
Manubrium sterni 28
Margo infraorbitalis 56, 57
Maxilla 72, 76, 81, 86
Meniscus lateralis 52
Meniscus medialis 52
Mentum 81

【N】
Nervus ulnaris 36
Neurocranium 64, 72

【O】

Olecranon	36
Orbita	83
Os capitatum	39
Os coccygis	25
Os coxae	41
Os cuboideum	54
Os cuneiforme intermedium	54
Os cuneiforme laterale	54
Os cuneiforme mediale	54
Os ethmoidale	64, 72, 73, 85, 86
Os femoris	46, 47, 52
Os frontale	64, 65, 86
Os hamatum	39
Os hyoideum	72, 82
Os ilium	41
Os ischii	41
Os lacrimale	72, 75
Os lunatum	39
Os nasale	72, 74
Os naviculare	54
Os occipitale	20, 64, 67
Os palatinum	72
Os parietale	64, 66
Os pisiforme	39
Os pubis	42
Os sacrum	24
Os scaphoideum	39
Os sphenoidale	64, 70, 72, 86
Os temporale	64, 68
Os trapezium	39
Os trapezoideum	39
Os triquetrum	39
Os zygomaticum	72, 78
Ossa carpalia	39
Ossa carpi	39
Ossa cranii	20, 56, 57, 58, 59
Ossa digitorum (manus)	39, 41, 55
Ossa digitorum (pedis)	55
Ossa metacarpalia	39
Ossa metatarsalia	55
Ossa sesamoidae	39
Ossa tarsalia	54, 55
Ossa tarsi	54, 55

Ossa trunci	17

【P】

Palatum	88
Palatum osseum	88
Pars petrosa	64
Pars squamosa	64
Pars tympanica	64
Patella	48, 52
Pelvis	44
Pelvis major	44
Pelvis minor	44
Phalanx distalis (manus)	41
Phalanx distalis (pedis)	55
Phalanx media (manus)	41
Phalanx media (pedis)	55
Phalanx proximalis (manus)	41
Porus acusticus externus	56, 57, 63
Porus acusticus internus	61
Processus condylaris	81
Processus coracoideus	30
Processus coronoideus	36, 81
Processus mastoideus	62
Processus pterygoideus	64
Processus spinosus	20
Processus styloideus radii	38
Processus styloideus ulnae	36
Processus styloideus (Os tempolare)	62
Processus xiphoideus	28
Promontorium	24
Protuberantia mentalis	81
Protuberantia occipitalis externa	56
Protuberantia occipitalis interna	62
Pyramis	61

【R】

Radius	36, 38
Ramus inferior ossis pubis	42
Ramus mandibulae	80, 81
Ramus superior ossis pubis	42

【S】

Scapula	30, 31, 32
Sella turcica	61

Septum nasi osseum	85
Sinus frontalis	86
Sinus maxillaris	72, 86
Sinus paranasales	86
Sinus sphenoidalis	86
Skeleton thoracis	26
Spina geni inferior	81
Spina geni superior	81
Spina ischiadica	41
Spina mentalis inferior	81
Spina mentalis superior	81
Spina scapulae	31
Spina(e) iliaca(e)	41
Sternum	28, 32
Sulcus arteriae meningeae mediae	59
Sulcus intertubercularis	34
Sulcus mylohyoideus	81
Sulcus nervi petrosi majoris	61
Sulcus nervi petrosi minoris	61
Sulcus nervi radialis	35
Sulcus nervi ulnaris	36
Sulcus sinus sagittalis superioris	59
Sulcus tubae auditivae	63
Sulcus tubae auditoriae	63
Sutura incisiva	88
Suturae	58
Symphysis pubica	42

【T】

Talus	54
Tegmen tympani	61
Tibia	50, 52, 54
Trochanter major	47
Trochanter minor	47
Tuber calcanei	55
Tuber ischiadicum	41
Tubercula majus	34
Tubercula minus	34
Tuberculum jugulare	62
Tuberculum mentale	81
Tuberositas deltoidea	35
Tuberositas glutea	47
Tuberositas pterygoidea	81
Tuberositas radii	38

Tuberositas tibiae	51
Tuberositas ulnae	36

【U】

Ulna	36

【V】

Vertebra	17, 18
Vertebra(e) cervicalis(es)	19, 20
Vertebra coccygea	25
Vertebra(e) thoracica(e)	18, 19, 21, 22, 27
Vertebrae lumbales	22, 24
Vertebrae sacrales	24
Viscerocranium	64, 72
Vomer	72, 74

【ほねクイズ解答】

問題番号	解答
体幹－1	7個
体幹－2	後頭骨の後頭顆
体幹－3	環椎の椎体
体幹－4	頸椎
体幹－5	椎骨動脈と椎骨静脈
体幹－6	隆椎
体幹－7	12個
体幹－8	胸椎
体幹－9	肋骨頭
体幹－10	胸椎
体幹－11	肋骨結節
体幹－12	上肋骨窩、下肋骨窩、横突肋骨窩
体幹－13	5個
体幹－14	腰椎
体幹－15	肋骨突起（横突起）、副突起、乳頭突起、棘突起
体幹－16	腰椎
体幹－17	脊髄
体幹－18	仙骨神経前枝
体幹－19	仙骨
体幹－20	肋間動脈、肋間静脈、肋間神経
体幹－21	第1肋骨
体幹－22	前斜角筋
体幹－23	第1肋骨
体幹－24	鎖骨下動脈
体幹－25	第1肋骨
体幹－26	鎖骨下静脈
上肢－1	はい
上肢－2	胸骨と肩甲骨
上肢－3	上腕二頭筋長頭の腱
上肢－4	上腕骨
上肢－5	上腕骨
上肢－6	上腕骨
上肢－7	尺骨
上肢－8	肘頭
上肢－9	はい
上肢－10	上腕骨
上肢－11	尺骨神経
上肢－12	尺骨
上肢－13	橈骨

上肢－14	関節環状面（橈骨）
上肢－15	中手骨
上肢－16	橈骨
上肢－17	尺骨
上肢－18	関節環状面（尺骨）
下肢－1	寛骨、仙骨
下肢－2	骨盤上口の形、恥骨下角の大きさ、など
下肢－3	寛骨、仙骨
下肢－4	仙骨
下肢－5	閉鎖動脈、閉鎖静脈、閉鎖神経
下肢－6	寛骨
下肢－7	腸骨、坐骨、恥骨
下肢－8	寛骨
下肢－9	大腿骨
下肢－10	大腿骨頭
下肢－11	中殿筋、小殿筋、梨状筋、内閉鎖筋、上双子筋、下双子筋
下肢－12	腸腰筋
下肢－13	膝関節
下肢－14	大腿骨
下肢－15	内側広筋、大腿二頭筋短頭
下肢－16	恥骨筋、大内転筋、長内転筋、短内転筋、外側広筋
下肢－17	大腿骨
下肢－18	大殿筋
下肢－19	脛骨
下肢－20	膝蓋靱帯
下肢－21	脛骨
下肢－22	ヒラメ筋
下肢－23	腓骨
下肢－24	脛骨
下肢－25	踵骨腱；アキレス腱
下肢－26	寛骨、大腿骨
下肢－27	大腿骨、脛骨、膝蓋骨
下肢－28	距骨、脛骨、腓骨
頭部－1	前頭骨、頭頂骨、後頭骨
頭部－2	冠状縫合
頭部－3	矢状縫合
頭部－4	ラムダ縫合；ラムダ状縫合
頭部－5	後頭骨
頭部－6	環椎
頭部－7	蝶形骨
頭部－8	下垂体
頭部－9	前頭骨
頭部－10	大脳鎌
頭部－11	頭頂骨

頭部－12	導出静脈	
頭部－13	側頭骨	
頭部－14	顔面神経	
頭部－15	前頭骨、頭頂骨	
頭部－16	上矢状静脈洞	
頭部－17	頭頂骨	
頭部－18	中硬膜動脈	
頭部－19	後頭骨	
頭部－20	横静脈洞	
頭部－21	後頭骨	
頭部－22	延髄	
頭部－23	側頭骨	
頭部－24	内耳神経、顔面神経、中間神経、迷路動脈、迷路静脈	
頭部－25	前頭骨	
頭部－26	嗅神経	
頭部－27	篩骨	
頭部－28	鼻中隔	
頭部－29	上顎骨、蝶形骨、鋤骨、下鼻甲介	
頭部－30	前頭骨、側頭骨、上顎骨	
頭部－31	前頭骨と蝶形骨	
頭部－32	頬骨突起（前頭骨）、大翼（蝶形骨）	
頭部－33	口蓋骨、上顎骨、蝶形骨、前頭骨、頬骨、篩骨、涙骨	
頭部－34	眼神経、動眼神経、外転神経、滑車神経	
頭部－35	側頭骨	
頭部－36	下顎骨	
頭部－37	関節突起（下顎骨）	
頭部－38	前頭骨、後頭骨、側頭骨、もう一方の頭頂骨	
頭部－39	側頭骨	
頭部－40	頬骨	
頭部－41	側頭突起	
頭部－42	蝶形骨	
頭部－43	上顎神経	
頭部－44	蝶形骨	
頭部－45	下顎神経	
頭部－46	上顎骨	
頭部－47	眼窩下神経（上顎神経の枝）、眼窩下動脈、眼窩下静脈	
頭部－48	蝶形骨	
頭部－49	中硬膜動脈、下顎神経の硬膜枝	
頭部－50	鼻腔	
頭部－51	下顎骨、尺骨（尺骨鈎状突起も coronoid process の名称をもつ）	
頭部－52	側頭筋（尺骨鈎状突起には筋は付着しない）	
頭部－53	下顎骨	
頭部－54	下歯槽動脈、下歯槽静脈、下歯槽神経	
頭部－55	下顎骨	

頭部－56　　　オトガイ神経、オトガイ動脈、オトガイ静脈
頭部－57　　　鋤骨、篩骨（垂直板）
頭部－58　　　鼻腔
頭部－59　　　篩骨
頭部－60　　　鼻腔
頭部－61　　　篩骨
頭部－62　　　前頭骨：前頭洞、上顎骨：上顎洞、
　　　　　　　蝶形骨：蝶形骨洞、篩骨：篩骨洞；篩骨蜂巣

【著者略歴】

松尾 拓哉（まつお たくや）

博士（医学）近畿大学

1955年11月：和歌山県海南市に生まれる。

1979年3月：近畿大学農学部卒業

1979年4月：近畿大学医学部第1解剖学教室助手

2000年4月：同講師

2006年4月：近畿大学医学部解剖学教室・医学基盤教育部門
　　　　　　講師　現在に至る

主な著書には、『自己回復と生活習慣』時潮社、東京、2015
（共著）、『医療を学ぶ学生のための解剖の手引き―モチベー
ションを上げる解剖実習―骨学実習・組織学総論実習・解剖
学標本見学実習』時潮社、東京、2016（共著）、『人体発生学
と生命倫理』時潮社、東京、2018（共著）がある。

医学・医療を学ぶ学生のための
骨学実習書

2019年2月1日 第1版第1刷　定　価＝4,000円＋税

著　者　松 尾 拓 哉　ⓒ

発行人　相 良 景 行

発行所　㈲ 時 潮 社

174-0063 東京都板橋区前野町 4-62-15
電　話（03）5915-9046
ＦＡＸ（03）5970-4030
郵便振替　00190-7-741179　時潮社
URL http://www.jichosha.jp
E-mail kikaku@jichosha.jp

印刷・相良整版印刷　製本・武蔵製本

乱丁本・落丁本はお取り替えします。

ISBN978-4-7888-0726-6

時潮社の本

医療を学ぶ学生のための 解剖の手引き
―モチベーションを上げる解剖実習―
骨学実習・組織学総論実習・解剖学標本見学実習

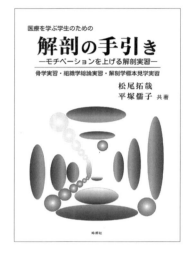

松尾拓哉・平塚儒子　共著
Ｂ５判・並製・110頁・定価2500円（税別）

人体の構造は、実に巧妙、精微につくられている。組織・器官の立体的なつながりを学ぶことは、あらためて生命の尊厳について考える機会となり、医療専門職を目ざす自覚を深めることができる有意義な学習の機会である。本書を通じて畏敬と驚嘆の念を持って人体について深く学ばれることを願う。

人体発生学と生命倫理
――生命倫理学的考察――

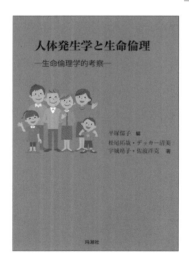

平塚儒子編、松尾拓哉ほか著
Ａ５判・並製・264頁・定価3000円（税別）

「新型出生前診断」の結果を受けて染色体異常の胎児の中絶が行われている。それは障害による「命の選別」という問題を抱えている。本書は先天異常誘発の因子と受胎前の予防についても述べ、生命倫理学から共生社会を考察する。